臨床検査学実習書シリーズ

# 血液検査学
## 実習書

監修 一般社団法人
日本臨床検査学教育協議会
編　三村邦裕

医歯薬出版株式会社

# 『臨床検査学実習書シリーズ』の発行にあたって

　臨床検査技師教育は昭和46年（1971年）にその制度が制定されて以来，本年で37年目を迎えた．また衛生検査技師教育を含めると約半世紀がたとうとしている．その間に臨床検査学の教育内容も充実し，確立したものとなった．今から約8年前の平成12年（2000年）に臨床検査技師学校養成所指定規則の改正が行われ，カリキュラムが大綱化された．それは科学技術の発展に即応した先端技術教育の実践や，医療人として豊かな人間性と高い倫理性をもつ人材の育成，そして総合的なものの考え方や広い視野の下で，医療ばかりではなく，予防医学・健康科学・食品衛生・環境検査などにも対応できる教育の充実を目標として改正されたものだった．時代の変遷とともに求められる臨床検査技師というものが変化し，技術主体から問題解決能力をもつ臨床検査技師の育成が求められるようになった．しかし，いくら自動化や機械化が進んだとしても臨床検査技師の養成に技術教育をお座なりにしてよいものではない．卒前教育において十分な基礎技術を身につけ，現場においてどんな場面においても的確に対応できる人材が必要となる．

　有限責任中間法人日本臨床検査学教育協議会は平成18年（2006年）の法人化に伴い事業の一環として実習書の発行を企画した．その目的は，現在，標準となる臨床検査学の実習書がないこと，そして実習内容は各養成施設独自に定められており卒前教育として必要な技術が明確になっていないことなどがあげられる．それに加え，学内実習の標準化がなされれば臨地実習の内容統一にもつながってくることが期待される．このようなことからも実習書の作成は急務なものであった．医歯薬出版株式会社の協力の下，この『臨床検査学実習書シリーズ』が発行されることは，今後の臨床検査技師教育の発展に大きな足跡を残すことになると編者一同自負している．

　編者は日本臨床検査学教育協議会の理事を担当されている先生に，そして執筆者は現在，教育に携わっている先生方を中心にお願いした．いずれも各専門科目において活躍し，成果を上げられている方がたである．

　利用するであろう臨床検査技師養成施設の学生は，本書を十分に活用して，臨床検査技師として必要な技術を身につけていただき，将来社会で大いに活躍することを願うものである．

2008年8月

有限責任中間法人 日本臨床検査学教育協議会・理事長

三村　邦裕

# 序文

　臨床検査技師教育の歴史を顧みると，昭和34年の衛生検査技師教育の開始から数えて50年と，約半世紀が経過した．その間，3回の指定規則・指導要領の改正と国家試験出題基準の制定があり，臨床検査技師教育内容の整備がなされ，より充実したものになってきている．多くの先人達の努力により，学生にとって重要なそして社会に役に立つ臨床検査学とは何かということが議論された結果，多くの有意義な教育内容が提案され，そして実践されている．

　今般，『臨床検査学実習書シリーズ　血液検査学　実習書』が刊行されたのは，一般社団法人日本臨床検査学教育協議会の一事業として実習書の発行を行うという企画に端を発している．特に実習書として統一したものはなく，養成校独自の教育が行われているのが現状である．そこで，"標準的"な実習書の作成を企図したわけである．

　現在のところ，臨床検査技師教育には医学教育のように標準的な実技の習得を判断するOSCEのようなシステムがなく，また臨床検査技師国家試験にも実際の技術を試す項目がない．そのようななかで，質の高い一定の技術をもった臨床検査技師を輩出するためには，臨地実習を含んだ卒前教育における実習が重要なものになる．

　本書は，教育の場で血液学の教育を実際に行っている先生を中心にご執筆いただいた．多くの先生は臨床現場での経験をもち，また学会等でご活躍の先生方ばかりである．学内実習は，基礎技術を習得するとともに臨床で実際に行われている内容を含めなければならない．そのような意味からも，経験豊富な執筆者を得たことに満足している．

　本書は大きく，検体の採取と保存，血球に関する検査，形態に関する検査，血小板・凝固・線溶検査，自動血液検査装置，フローサイトメトリに分けられ記載されている．実習単位は2単位（90時間）に設定し，1回，1項目の実習授業時間を4時限としている．また学生の実習人数を40人で設定し，項目ごとに使用する機器・器具が明示されている．

　血液検査学の学内実習書として多くの養成施設で使用されることを期待している．また臨地実習においても実施の参考にしていただければと思う．

　本書を大いに活用していただき，血液検査学の技能を身につけていただければ幸いである．

2009年3月

著者を代表して　三村　邦裕

**臨床検査学実習書シリーズ　血液検査学実習書**

# 目次

『臨床検査学実習書シリーズ』の発行にあたって　iii
序文　v

## I　血液検査学実習の到達目標　1
1　到達目標　2

## II　検体の採取と保存　5
1　採血法　6
2　抗凝固剤の種類と使用方法　11
3　検体の処理　14
4　保存法　16

## III　血球に関する検査　19
1　血球数算定　20
  1　赤血球数（red blood cell count；RCC）　20
  2　白血球数（white blood cell count；WCC）　23
  3　血小板数（platelet count）　26
  4　網赤血球数（reticulocyte count）　29
2　ヘモグロビン（血色素）濃度（hemoglobin concentration；Hb）　32
3　ヘマトクリット値（hematocrit；Ht, Hct）　35
4　赤血球沈降速度（erythrocyte sedimentation rate；ESR）　38
5　溶血の検査　41
  1　赤血球浸透圧抵抗試験（osmotic fragility test of erythrocytes）　41
  2　砂糖水試験（ショ糖溶血試験）（sugar-water test, sucrose hemolysis test）　45
  3　Ham試験（酸性化血清試験）（acidified serum test）　48

## IV　形態に関する検査　51
1　末梢血液標本の作成　52
2　染色法　56
  1　普通染色　56
  2　特殊染色　59
3　末梢血塗抹標本の観察　67
4　骨髄標本の作製　71
5　骨髄像の観察　74

## V　血小板・凝固・線溶検査　79
1　血小板機能検査　80

     1 出血時間　80
     2 毛細血管抵抗試験　82
     3 血小板機能検査（粘着能，凝集能，放出能）　85
     4 血餅収縮能　91
  2 凝固検査　94
     1 プロトロンビン時間（prothrombin time；PT）　94
     2 カルシウム再加時間（recalcification time）　99
     3 活性化部分トロンボプラスチン時間（activated partial thromboplastin time；APTT）　101
     4 トロンビン時間（thrombin time；TT）　104
     5 フィブリノゲン量（assay of fibrinogen）　106
     6 複合凝固因子の検査　109
  3 線溶検査　112
     1 プラスミノゲン（plasminogen；PLG）　112
     2 フィブリン／フィブリノゲン分解産物（fibrin/fibrinogen degradation product；FDP），D-ダイマー　116
  4 凝固・線溶阻止物質　121
     1 アンチトロンビン（antithrombin；AT）　121
     2 プロテイン C（protein C；PC）　124
     3 プロテイン S（protein S；PS）　127
     4 抗Ⅷ因子抗体　130
     5 ループスアンチコアグラント（lupus anticoagulant；LA）　133
     6 プラスミンインヒビター（plasmin inhibitor；PI）　136
     7 プラスミノゲンアクチベータインヒビター（plasminogen activator inhibitor-1；PAI-1）　139

# Ⅵ　自動血液検査装置　141

1　血球計数装置　142
2　血球分類装置　145
3　血液凝固測定装置　148
4　血小板凝集能測定装置（光透過度法）　151

# Ⅶ　フローサイトメトリ　155

1　フローサイトメトリ　156

# Ⅷ　学内実習モデル　163

1　学内実習標準モデル　164

# Ⅸ　臨地実習へ望むもの　167

1　臨地実習の心構え　168
2　血液検査における臨地実習の一般目標と実習モデル　169

# I

# 血液検査学実習の到達目標

# I 血液検査学実習の到達目標

# 1 到達目標

血液検査学の実習における到達目標を掲げる．ここでは学内実習および臨地実習で習得すべき目標をあげてある．ゆえにここに記された項目は，臨床検査技師として社会に第一歩を踏み出すに足る技術および知識として最低限身につけておかねばならない項目であり，これは国家試験にもつながるものである．

以下に到達目標を示すが，学習者がどの程度まで習得できたかのチェックリストとしても活用し，自身の到達度を確認しながら勉学に励んでほしい．

## 1．検体の採取と保存
- 毛細管血・表在静脈からの採血ができる．
- 抗凝固剤の使用方法がわかる．
- 検体の処理と保存方法がわかる．
- 採血時の的確な対応ができる．

## 2．血球に関する検査
- 各種血球数の算定ができる（視算法・自動血球計数法）．
- 貧血の検査ができる．
- 赤血球指数を計算できる．
- 溶血の検査ができる．
- 赤血球沈降速度の検査ができる．
- 貧血について理解できる．

## 3．形態に関する検査
- 末梢血標本を作製できる．
- 骨髄標本を作製できる．
- 普通染色が施行できる．
- 特殊染色が施行できる．
- 末梢血標本を観察できる．
- 赤血球形態異常について理解できる．
- 白血球形態異常について理解できる．
- 白血病について理解できる．

## 4. 血小板・凝固・線溶検査

- 血小板機能検査ができる．
- 血小板機能異常について理解できる．
- 凝固検査ができる．
- 凝固異常について理解できる．
- 線溶検査ができる．
- 線溶異常について理解できる．
- 凝固・線溶阻止因子の検査ができる．
- 凝固・線溶阻止因子異常について理解できる．
- 凝固・線溶系分子マーカーについて理解できる．

〔三村邦裕〕

# II
# 検体の採取と保存

## II 検体の採取と保存

# 1 採血法

臨床検査技師に許された採血法は，耳垂（耳朶），指頭および足底側（足蹠；足踵）を対象とした末梢血（毛細管血）採取と，四肢表在静脈を対象とした静脈血の採取である．**採血は体内を循環する血液を採り出す医行為である**ことから，政令の条文下で規定されている．近年の血液検査項目の増大に伴い，患者の体調等が考慮されたうえでの医師の指示下では，1回の採血量は必要に応じて20mlを超える採血が可能となっている（医政医発第0117001）．

### 事前準備

①感染対策としての**標準的予防策**（スタンダードプレコーション）とはどんなものか．
②採血部位として最も選択される箇所と避ける箇所をあげ，その理由を考える．
③採血合併症とはどんなものか．

### 実習目標

血液検査実習における採血は実習を進めるに不可欠な行為であり，将来の臨床検査技師としての業務に就くときには誰もが採血実技を習得する必要がある．
採血行為は必ずしも安全性が確立できたものではなく，現時点で最良と考えられる手法を行うものである．したがって，採血に際しては監督者（教員）の適切な指導のもとで行われるべきであり，採血者は採血に関連する十分な知識をもって臨まなくてはならない．また，採血が不適切に行われると検査値に影響を及ぼし，ときに誤診や適切な治療行為が行われない事態に発展する可能性もある．また，未熟な採血手技は被採血者に新たな傷害を引き起こすだけでなく，誤穿刺により採血者みずからが感染してしまう危険性もある．したがって，採血に臨んでは採血者が採血行為に専念でき，これを介助するため，5〜6名の複数・少人数グループでの実施が望ましい．

### 検討課題

採血の実習では，採血を受ける者に対する苦痛を最小限にとどめ，合併症を引き起こさせず，正しく採血ができる技能の習得は当然であるが，採血者として臨む"身なり"，"接遇"，"採血の必要性を説明し了解を得る"といった態度をいかに養うかについても実習期間で学ぶ課題である．

採血は操作手順をよく理解したあとは多くの経験を積む以外に上達する方法はない．採血行為を行うたびに，①採血が困難な場合はどのような対処をすべきか，②採血者はどの程度のかかわりをもって接し"採血の必要性を説明し了解を得る"のか，③さまざまな障害をかかえる人々を想定した対応，④採血者として臨むにふさわしい"身なり"，"接遇"についてなど，小グループで討論することも将来の実践の場で応用につながる知識となる．

また，①採血中に患者が意識消失した場合，②患者が気分不快，嘔気をもよおした場合，③穿刺時に患者が強い痛みを訴えた場合，④採血者が針刺し事故を起こしたときなど，これらの発生時に対する緊急の対応策についても，採血を行う前に学ばなければならない事柄でもある．

**器具**

- 駆血帯：駆血帯は採血用には2.5～3.8cm幅のゴム製が勧められるが，一般にはアメゴムチューブを利用することが多い．この場合はチューブの端が採血に邪魔にならないよう上方になるようにする．また，金具止めをつけた場合は穿刺する静脈を駆血できるよう金具の位置を注意する．
- 採血用椅子，採血台，採血用腕枕：椅子は背もたれのあるもの，採血台は可能であれば上下の高さが変更できるものがよい．採血用腕枕は，可能であればアームダウンを補助できるものがよい．

<真空採血管システム>

真空採血管法に用いられるマルチプル針は，一度の血管穿刺で複数の採血管に採血できるための工夫がされており，穿刺側の針部のほかに採血管のゴム栓部に入る側にも針があり，この部は伸縮自在のゴム（ゴムスリーブ）でおおわれている（図Ⅱ-1）．マルチプル針の穿刺側の長さは1.5インチ（38mm），太さは21または22 G（gauge）が用いられる．針のハブ（針基）のカラーコードは前者が緑で後者は黒である．採血時にはホルダーに装着されて用いられるが，1回使用ごとに針つきのまま廃棄される．

採血に必要な物品：マルチプル採血針，ホルダー，使用すべき真空採血管（必要に応じ複数の採血管），アルコール綿，ガーゼつき絆創膏，駆血帯，腕枕．

> 駆血帯の使用はCLSIで単回の使用が明記されている．国内で単回使用はまだ普及が遅れている．
>
> アメゴムは天然生ゴムを主成分とし，柔らかく，伸びがよい．しかし，ラテックス・アレルギー対策としてラテックス（天然ゴム）を含まないポリエチレン系エラストマー製チューブに切り替えることが推奨される．

図Ⅱ-1 真空採血管システムの名称

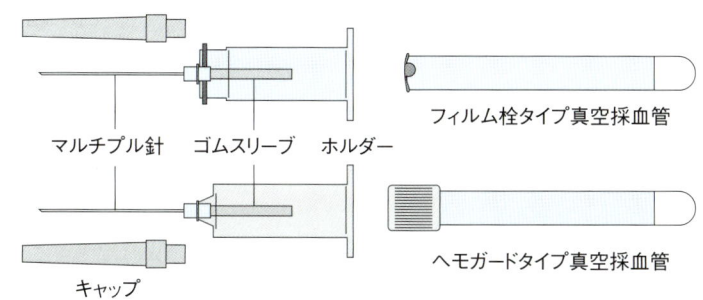

### 図Ⅱ-2 シリンジ（注射器）の名称

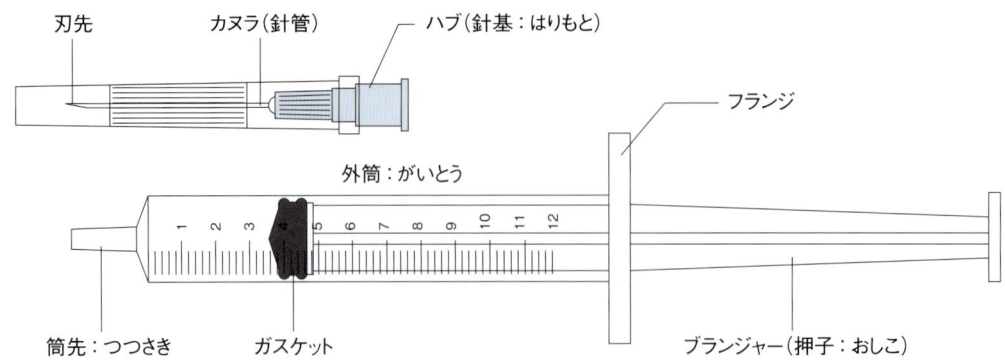

<シリンジ法>

採血に用いられる注射器はすべてディスポーザブルとし，1〜20mlの注射器が使用される．針の長さと太さは真空採血管法と同様のサイズが頻用される（**図Ⅱ-2**）．

採血に必要な物品：ディスポーザブル注射器，注射針，アルコール綿，ガーゼ付絆創膏，駆血帯，肘枕，分注すべきサンプル容器（真空採血管の利用が一般的）．

<毛細管法>

最近の学生実習では，毛細管穿刺法による採血は，メランジュール法による血球計数の実施の減少により，ほぼ血液塗抹標本の作製に限られつつある．したがって，ここでは採血に必要な物品のみを提示した．

採血に必要な物品：穿刺針，アルコール綿，カットガーゼ，微量サンプル容器（マイクロテイナなど）．

> 酒精綿を用いた消毒法は，採血部位を中心として「の」の字に擦るようにして拡げ，上下に往復するのは正しくない．今後，採血時の消毒については消毒自体に対するエビデンスの不足から大きく変更される可能性がある．

 **試薬**　採血に際し，70%アルコール（酒精綿）のアルコール成分が蒸発しアルコール濃度の低下が進むと酒精綿自体が菌汚染を生ずるおそれがあるため，市販の1回用酒精綿が採用される傾向にある．

アルコールアレルギーのあることを確認した場合には，0.1〜0.5%グルクロン酸クロルヘキシジン水溶液が消毒に用いられる

 **採血部位**　採血部位は肘正中皮静脈（mc）または橈側皮静脈（ce）とし，尺側皮静脈（ba）は表在近傍に尺側神経分枝が多数配置するため実習では避ける（**図Ⅱ-3**）．

### 図Ⅱ-3 肘血管皮静脈の配置と断面 （『標準採血法ガイドライン』を一部改変）

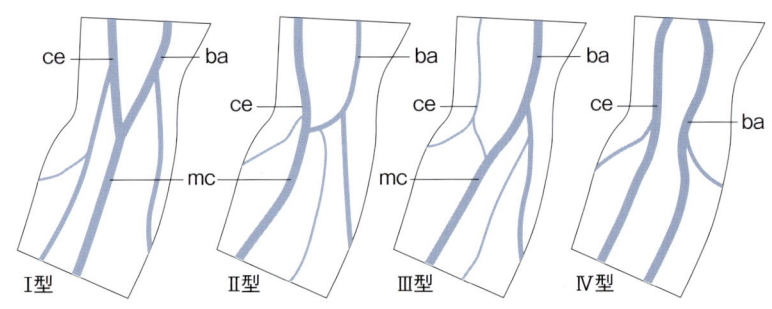

**操作法**

採血行為は，採血に適した場所で，しかも採血に必要な物品が揃えられた状況下で実施しなければならない．採血に際してはラテックス材を除く**使い捨て手袋を着用**し，採血者および被採血者を感染から守るよう努めなければならない．また，採血後になんらかの理由でホルダーや注射器から針を外す際には，**針のリキャップは行わない**．

### ＜真空採血管法＞（図Ⅱ-4）

①被検者を椅子に腰掛けさせ，腕を肘枕の上に乗せ，少し肩を落とした姿勢をとらせる．
②針の刺入部より7～10cmくらい上の部分（近位部）に駆血帯をかけ，結び目は被採血者の上腕のほうを向くように結ぶ．
③患者に拇指を中にして手を軽く握らせ，静脈を怒張させる．
④酒精綿で，採血予定部位を消毒する．
⑤針の先端の斜角を上方にし，刺入角度が15～30度となるようにして注射針を静かに，しかし素早く肘正中皮静脈に刺入する．
⑥針先が確実に静脈内に入ったと思われたら，ホルダー内に真空採血管を押し込む．採血管への血流が止まったら，次の採血管と取り替える．
⑦**採血を終えたらホルダーから採血管を取り外し，次に駆血帯を外し**，握っていた手を開かせる．
⑧酒精綿で刺入部を軽く押さえつつ針を抜く．
⑨ただちに採血部を圧迫し，被採血者に止血するまで圧迫を行わせる．
⑩止血を確認したらガーゼつき絆創膏を貼る．
⑪**使用後の針つきホルダーは，そのまま鋭利器材用の専用容器に捨てる**．

真空採血管法では一度の採血で6本までの採血管の取り替えが可能である（ゴムスリーブの性能限界）．これ以上の本数では再穿刺が求められる．また採血管の順番も決められており，①凝固検査用クエン酸入り採血管，②血清用採血管，③ヘパリン入り採血管，④EDTA塩入り採血管，⑤解糖阻止剤入り採血管，⑥その他，の順で採血が行われる．

### ＜シリンジ法＞

シリンジ法は，**7本以上の真空採血管が必要な場合**，血管がきわめて細い患者や乳幼児などで真空管採血が困難な場合に行われる．注射器を用いた採血の手順も真空管採血法とほぼ同じであるが，注射器を用いた採血法では，採血後の分注操作に針刺し事故の危険性を回避するため，シリンジから針を取り除く操作を止め，試験管に並べた真空採血管のゴム栓部に直接針を穿刺し，血液を注入させる．

---

近年，真空採血システムのホルダーに翼状針を組み合わせた採血方式がある．翼状針の翼部分を摘んで血管穿刺を行い，血管穿刺が成功したら翼部をテープで固定するか片側の翼を押さえ，ホルダー内に真空採血管を差し込むものである．この方式は仰臥位での採血に特に利点があるが，翼状針のルート内には空気があるため1本目の採血管は採血量の決められたものを外す．

真空採血管システムに翼状針を組み合わせた採血における順番は，生化学・血清用（茶・赤のキャップ）→凝固線溶（青・黒）→赤沈用（橙・黒）→ヘパリン（緑）→血算用（ラベンダー）→血糖（灰）の順とする（キャップの色は製造元により異なる）．不要の採血管があれば，この順を優先しながら必要な採血管を選択する．ただし，凝固線溶用が第一となる場合は，生化学用の採血管に血液が少量入ったことを確認して，採血管を取り替える．翼状針を組み合わせた採血法をp. 13に示す．

---

文献：
1) 標準採血法ガイドライン(GP4-A1)．日本臨床検査標準協議会, 2006.
2) 向野賢治：院内感染の標準的予防策．日医雑誌, **127**（3）：340～346, 1998.
3) 藤田浩ほか：採血後に起きた皮下腫瘤の一例．臨床検査, **50**（3）：308～309, 2006.

### 図Ⅱ-4　真空採血管システムによる採血操作図

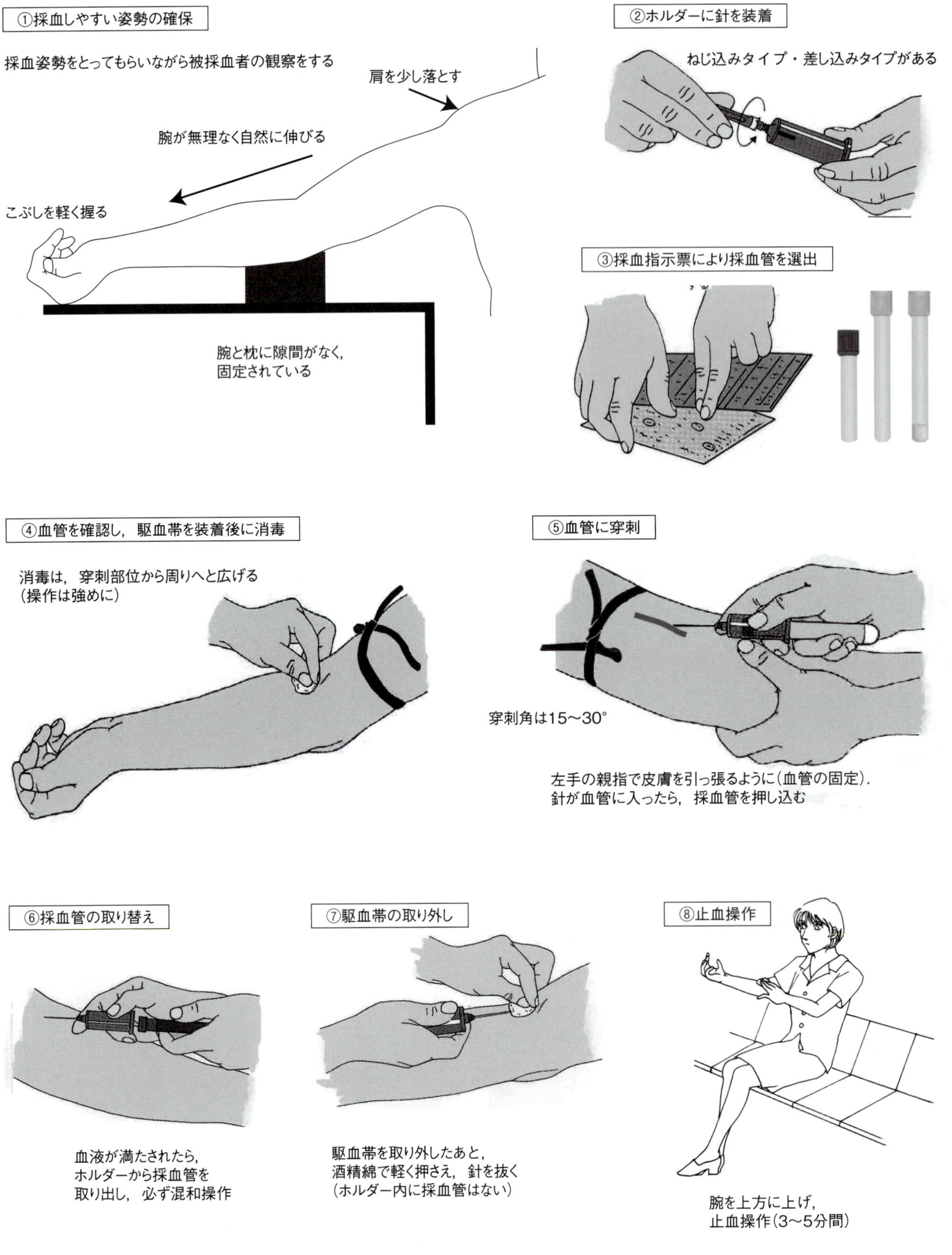

①採血しやすい姿勢の確保

採血姿勢をとってもらいながら被採血者の観察をする

肩を少し落とす
腕が無理なく自然に伸びる
こぶしを軽く握る
腕と枕に隙間がなく，固定されている

②ホルダーに針を装着

ねじ込みタイプ・差し込みタイプがある

③採血指示票により採血管を選出

④血管を確認し，駆血帯を装着後に消毒

消毒は，穿刺部位から周りへと広げる（操作は強めに）

⑤血管に穿刺

穿刺角は15～30°

左手の親指で皮膚を引っ張るように（血管の固定），針が血管に入ったら，採血管を押し込む

⑥採血管の取り替え

血液が満たされたら，ホルダーから採血管を取り出し，必ず混和操作

⑦駆血帯の取り外し

駆血帯を取り外したあと，酒精綿で軽く押さえ，針を抜く（ホルダー内に採血管はない）

⑧止血操作

腕を上方に上げ，止血操作（3～5分間）

※採血操作は使い捨て手袋を装着して行うが，見やすくするため，手袋の装着をイラストから外した

（勝田逸郎）

# 2 抗凝固剤の種類と使用方法

II 検体の採取と保存

血液の凝固を防ぐ方法として，脱カルシウムイオンか抗トロンビン作用によるものが一般的である．今日では臨床検査を目的とした血液採取時に抗凝固剤が必要な場合は，抗凝固剤入りの専用の微量検体採取用器または真空採血管が用いられる．これらの容器のキャップはカラーで色分けした国際的な標準化が図られている．

## 事前準備

臨床検査項目からみると抗凝固剤入りの検体を扱うものは比較的数は少ない．また，そのうち抗凝固剤入り全血を対象とした検査は限られている．抗凝固剤を添加する必要のあるものには必ずその理由があるので，いくつかの項目をあげて考えてみよう．

## 実習目標

真空採血管が血液のサンプリングに多用されるので，抗凝固剤の種別によるカラーコードと各種の検査に必要な採血管が選別できる能力を身につける．

### 抗凝固剤

■ カルシウムイオンキレート剤

①EDTA（ethylene diamine tetraacetic acid）塩

EDTA塩の特徴は，血小板の粘着・凝集の阻止作用が強く，赤血球の容積を変えず，白血球の変性が少ないことである．したがって，血球数算定や塗抹染色された血球の観察にも適し，日常の血液形態学的検査に広く使用される．しかし，まれに出現するEDTA塩依存性の血小板凝集素が存在するものでは血小板を凝集させ，自動機器による算定法では血小板数が著しく減少することがある（偽性血小板減少症）ので注意が必要である．

EDTA塩としては，EDTA-$K_2$はEDTA-$Na_2$に比し水溶液が高く，EDTA-$K_3$は吸湿性がある結晶のため，国内ではEDTA-$K_2$が最も多用されている．いずれのEDTA塩も使用濃度は血液1 mlに対して無水EDTA塩として1.2～2 mgの範囲で使用される．抗凝固剤にEDTA塩を用いた場合には，血液凝固や血小板の機能検査や好中球アルカリホスファターゼ染色には適さない．

〈EDTA塩の添加量〉
（CLSI/NCCLS）
EDTA-$2Na \cdot 2H_2O$
　→1.4～2.0 mg/ml
EDTA-$2K \cdot 2H_2O$
　→1.5～2.2 mg/ml
EDTA・3K
　→1.5～2.2 mg/ml

表Ⅱ-1 真空採血管内の添加物とカラーコード

| 添加物 | 作用点 | 使用目的 | 使用方法 | カラー[*1] |
|---|---|---|---|---|
| EDTA 塩<br>　2K, 3K または 2Na | $Ca^{2+}$ と結合し、凝固能を奪う（脱カルシウムイオン） | 血球計数，血液像，網赤血球算定など | 血液 1ml に 1.2～2mg | ラベンダー |
| クエン酸ナトリウム | 脱カルシウムイオン | 血液凝固検査 | 3.2％溶液 1容に血液 9容 | ライトブルー |
| | | 赤血球沈降速度 | 3.2％溶液 1容に血液 4容 | 黒色 |
| ヘパリン<br>　Na 塩もしくは Li 塩 | 抗トロンビン作用 | 赤血球抵抗試験，白血球機能試験など | 血液 1ml に 0.01～0.1mg（12～30 単位） | 緑色 |
| NaF<br>　EDTA 塩もしくはシュウ酸塩入り | 解糖阻止と脱カルシウムイオン | 血糖検査，グリコヘモグロビン | 血液 1ml に NaF を 2～4mg（抗凝固剤として EDTA 塩 1.2～2mg/ml） | 灰色 |
| CPDA[*2] | 脱カルシウムイオン | HLA 検査用 | 1容量の CPDA に 6容量の血液 | 黄色 |
| なし | | 交差試験，一般生化学検査など | 凝固完了後に血清もしくは赤血球を使用 | 赤色 |
| なし（血清分離剤入り） | | 一般生化学・免疫学的検査など | 凝固完了後に遠心処理を行い上清を使用 | |

[*1] キャップカラーコードはJISおよびISO基準を示す
[*2] CPDA：無水クエン酸，クエン酸三ナトリウム，リン酸二水素ナトリウム，デキストロース，アデニンを含む水溶液

〈クエン酸三ナトリウム採血管（JIS）〉
　使用に際し、2水塩を用いる．採血管への調整濃度は mg 単位から 0.1～0.136 mol/l と記されている．

②クエン酸ナトリウム（クエン酸三ナトリウム； $C_6H_5Na_3O_7 \cdot 2H_2O$, $C_6H_5Na_3O_7 \cdot 5H_2O$）

クエン酸ナトリウムの使用濃度は，0.85％生理食塩液と等張となる 109 mmol/l が勧められ，2水塩は 3.2％，5水塩では 3.8％溶液として用いられる．クエン酸ナトリウム溶液は，2水塩から調製した 3.2％溶液が国際標準法として推奨され，市販されている採血管の濃度は 100～136 mmol/l の範囲にあり，設定されている．

血液凝固・線溶，血小板機能検査では，血液 9容にクエン酸ナトリウム溶液 1容の割合で用いられる．赤血球沈降速度の検査に際しては，血液 4容にクエン酸ナトリウム溶液 1容の割合で用いられるので注意が必要である．

③その他

血球を膨化させるシュウ酸アンモニウムと，逆に縮小させるシュウ酸カリウムを合わせた二重シュウ酸塩，シュウ酸ナトリウムが血液分野に用いられていたが，今日では利用されることはほとんどない．

血糖測定時には解糖系を阻害するフッ化ナトリウム（血液 1ml あたり 2～4mg）が用いられるが，抗凝固能が弱いため EDTA 塩，ヘパリン，シュウ酸塩のいずれかの抗凝固剤を添加したものが広く用いられる．フッ化ナトリウムの毒性は強く，致死量が 5～10g とされているので，使用と管理に十分な注意が必要である．

〈NaF採血管（JIS）〉
　解糖阻害として
　　NaF濃度を 2～4 mg/ml
　抗凝固剤としての添加物
　　EDTA塩→1.2～2 mg/ml
　　シュウ酸K→1～3 mg/ml
　　ヘパリン→12～30 単位

### ■ 抗トロンビン剤

#### ①ヘパリン

ヘパリンは赤血球への影響は小さく，赤血球数およびヘマトクリット値の測定には適応できるが，白血球および血小板を経時的に凝集させることから，他の血球算定には不適である．また，血液塗抹染色標本ではバックグラウンドが染まること，網赤血球算定に際しては色素とヘパリン結合物が生じて標本が汚く，不適となる．

ヘパリンは酸性ムコ多糖体の一種で，ナトリウムまたはリチウム塩として用いられ，使用濃度は血液1mlあたり12〜30国際単位の範囲で用いられる．赤血球浸透圧抵抗試験，リンパ球培養，染色体検査，血液ガス分析用に利用されるが，細胞を用いたDNA分析用の抗凝固剤としては不向きである．また，血液凝固検査用には適さないこと，血液量に対する添加量が多いと$Ca^{2+}$濃度は低下するという特徴がある．

ヘパリンはアンチトロンビンと結合し複合体を形成すると抗凝固作用を示すようになり，抗Xa作用と強い抗トロンビン活性を示す．精製された低分子ヘパリンでは抗トロンビン作用は非常に少なく，強い抗Xa作用を示す．

文献：
1) 北村元仕ほか：臨床検査マニュアル．文光堂，1988，311〜315．
2) 小酒井望：臨床病理学（第3巻）臨床血液学．医歯薬出版，1985，8〜19．
3) JIS T3233真空採血管．日本規格協会，2005．

（勝田逸郎）

---

### 真空採血管システムに翼状針を組み合わせた採血

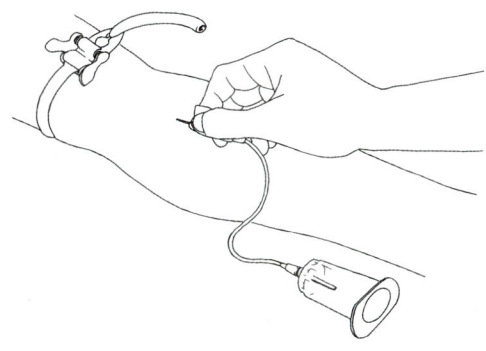

採血に際しては，穿刺までの注意や操作は同様である．翼状針をもつときは親指と人差し指でもつので，余った指を患者の腕に軽く乗せると，翼状針が安定する．次いで血管への穿刺角度を決めて皮膚に刺し入れる．針先が血管に入ると逆血が翼状針後方のチューブに確認できる．血管に入ったのを確認したら穿刺した角度より少し角度を低くして翼状針を血管の中に進め，翼状針の翼を広げて，翼の部分をどの指でもよいが押さえて針を血管内に留置するように安定・固定させる．この後はホルダー内に真空採血管を順次挿入する．このとき注意することは，採血管が穿刺部位より常に下位にあることである．

## II 検体の採取と保存

# 3 検体の処理

> ガラス試験管は使用不可：ガラスなどの（−）荷電物質に触れると，図II-5のとおり接触因子（XII, XI）の活性化が起きてしまう．

血液凝固学的検査を行う場合の試験管は，**プラスチックまたはシリコン処理**のもの（凝固因子を活性化させないもの）を用いる．血液一般検査を行う場合の試験管については素材指定の必要はない．

試験管への分注は，溶血防止のため針を外し，試験管壁に沿わせてゆっくりと行う．シリンジ内の気泡は試験管内へ入れない．

> 混和が不十分だと，凝固してしまうことがある．しかし，溶血させないようにやさしく！

**血液を抗凝固剤入りの採血管に分注した場合**は，すみやかに**5〜6回転倒混和**を行う．しっかり混和

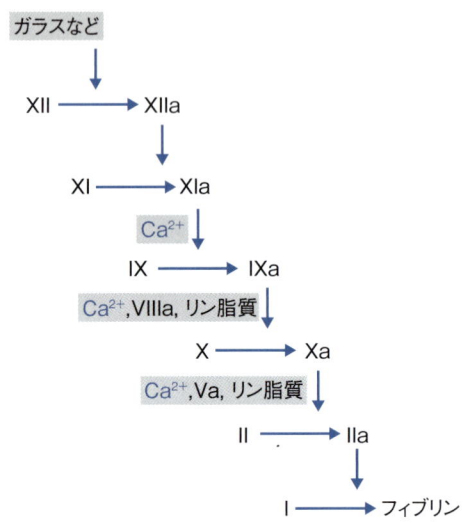

図II-5　凝固カスケード反応（内因系の概要）

することにより，凝固因子活性化（**図II-5**）に必要な$Ca^{2+}$を除去することができる．

### 血液一般検査（血球数算定と血液像）

- **凍結不可**：凍結により溶血などが起こり，データが変化してしまうため，検体の凍結はできないので，できるだけすみやかに測定，処理すべきである．その他は「II-4　保存法」の項を参照のこと．
- **検査時まで室温放置**：測定が翌日になる場合は冷蔵保存（4℃）がよいが，低温にすると溶血，寒冷凝集などの影響がある．

> 溶血させないようにやさしく10〜20回転倒混和！

- **検査直前に十分な混和**：血球成分の濃度は放置により上部が薄く下部が濃いので，採取部位により結果が異なるので均一にして使用する．

### 血液凝固学的検査

#### ■ 凝固検査（図II-6）

採血された血液は軽く転倒混和を行い，同時にクロット（凝血塊）が発生していないことを確認して，すみやかに遠心分離する．血漿と血球の再混和を最小限に抑えるため，遠心分離終了時にブレーキをかけないように配慮する．血漿下層部には血小板が高濃度に浮遊しているので，液面から2分の1ないし3分の2程度までの血漿を別容器に移す．遠心条件は1,500G，15分間室温（18〜25℃）

> 血漿分離は血球が混入しないよう細心の注意を払う．血漿を多少残す程度で行う．

### 図Ⅱ-6 凝固検査

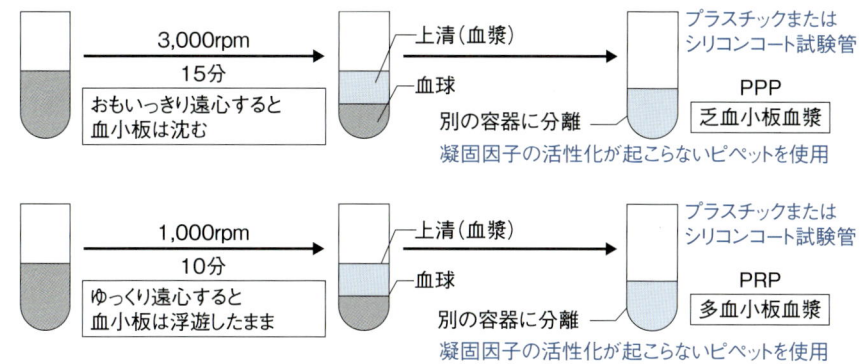

遠心が標準的であるが、一般的には室温で**3,000rpm、15分**（乏血小板血漿：PPP）、あるいは**1,000rpm、10分**（多血小板血漿：PRP）行う。血小板凝集能検査にはPRPを用いる。その他の検査には通常PPPを用いる。抗リン脂質抗体症候群などの循環抗凝血素の検査では、血小板の混入は測定結果に大きく影響するので必ずPPPを用いる。

### ■ 線溶系の検査（図Ⅱ-7）

FDPの測定は、総FDPを測定する方法とD-ダイマーを測定する方法に分かれ、免疫学的方法が用いられている。

総FDPを測定する方法ではポリクローナル抗体を使用しているため、フィブリノゲンとも反応することになる。そのため全血を完全に凝固させ**フィブリノゲンをすべてフィブリンとした血清**を検体として用いる。フィブリノゲンと反応しない抗FDP抗体を用いると、血漿を検体とすることができる。D-ダイマーを測定する方法は、血漿でも血清でも測定可能である。

### 図Ⅱ-7 線溶系の検査

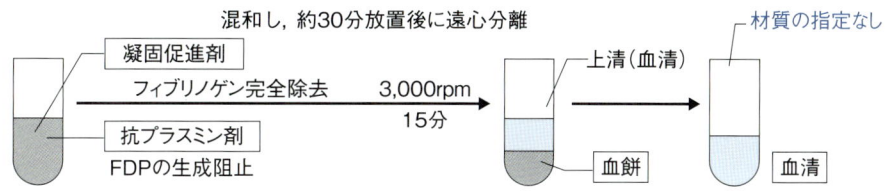

（佐藤　忠）

---

血漿を別容器に分注するにはバフィーコート（白血球・血小板層）を混入させないように！

血小板は他の血球に比べて比重が小さく、図Ⅱ-6のように、遠心条件によりPPP、PRPを得ることができる。

凝固促進剤：ヘパリン投与患者など凝固が不完全な検体ではフィブリノゲンが残ってしまうので、それを防ぐ。

抗プラスミン剤：採血後のFDP増加を防ぐ。

## II 検体の採取と保存

# 4 保存法

採取された検体の取り扱い、保存が的確に行われていないと、正確で質のよい検査成績が得られない。採取後ただちに分析することが基本である。すぐできない場合や検査の種類によっては、ある程度の数が集まったほうが効率のよい場合がある。その場合、保存を余儀なくされるが、血液一般検査と血液凝固学的検査では保存法が異なる。

## 血液一般検査

### ■ 血球数算定（CBC）

ただちに測定できない場合、**室温（18～25℃）で5時間以内**に測定する。血球数とヘモグロビン濃度測定だけであれば室温24時間後でも有意差はない。しかし、赤血球指数、特に容積変化の影響を受ける検査（ヘマトクリット値、MCVやRDW、血小板系のMPVやPDW）は室温8時間以内が望ましい。測定が翌日になる場合は、冷蔵保存（4℃）がよいが、測定する場合は室温まで戻す。

> 基本的には室温放置で、なるべく早くに！：血球の容積変化破壊があると、検査結果に影響を与えてしまう。
> 血球数のカウントは血球が壊れなければ大丈夫。
> ヘモグロビン濃度の測定は溶血があっても大丈夫。

### ■ 血液像

血液像の観察用の塗抹標本はできるだけ採血直後に作製するべきである。ただちに標本を作製できない場合は、**室温（18～25℃）で遅くとも4時間以内**に標本を作製する。時間の経過とともに白血球の形態変化が生じるため、患者自身の病的変化なのかアーチファクトなのかの鑑別が困難となる。

> とにかく塗抹標本は急いで！：時間の経過とともに白血球が形態変化してしまう。

## 血液凝固学的検査

### ■ 検体の保存（採血後から遠心分離までの血液）

採血してからすみやかに血漿分離するのが望ましい。すみやかに分離できない場合、極端な温度（高温および低温）になることを避け、通常は室温（18～25℃）で保存する。また、空気に触れると二酸化炭素を失ってpHの変化が生じ、結果に影響を与えるので、必ず密栓して保存しなければならない。

> 冷蔵保存：第Ⅶ因子がcold activationを起こすとPT短縮の可能性がある。vW因子減少と血小板破壊が起きる可能性がある。
> 温度上昇：第Ⅴ,第Ⅷ因子の活性が低下する。

### ■ サンプルの保存・安定性（遠心分離後の全血または血漿）

短時間なら血漿下に血球成分を残したままか、血漿のみを別容器に分注した状態で室温（18～25℃）保存する。保存中は必ず密栓する。血漿下に血球成分を残したままの場合、血漿下層部には血小板が高濃度に浮遊しているので、液面から2分の1ないし3分の2程度までを使用する。

測定が翌日以降になる場合は、血漿分離後に-80℃で凍結保存する（血液凝固

第V因子および第Ⅷ因子は特に室温では不安定である）とよい．

表Ⅱ-2　サンプルの安定性

| 検査項目 | サンプル | 室温 | 4℃ | −20℃ | −70℃ |
|---|---|---|---|---|---|
| PT | 全血 | 24時間 | | | |
| | 血漿 | 24時間 | | 2週間 | 12カ月 |
| APTT | 全血 | 4時間 | | | |
| | 血漿 | 4時間 | 4時間 | 2週間 | 12カ月 |
| APTT（第Ⅷ因子，vWFの測定） | 全血 | 4時間 | | | |
| | 血漿 | 4時間 | 4時間 | 2週間 | 6カ月 |
| APTT（未分画ヘパリンモニタリング） | 全血 | 1時間 | | | |
| | 血漿 | 4時間 | 4時間 | 2週間 | |

米国臨床検査標準協議会（CLSI）ガイドラインH21-A5が推奨する取扱法（PT，APTT）

サンプルの安定性は，上記表の通り検査項目と保存条件・温度によって異なる．表にない項目については，不明な点が多く，可及的早期に測定することが原則である．

■ 凍結サンプルの取扱

凍結させる場合は，急速凍結が望ましい．血漿を1 mlサイズくらいに小分けして−80℃で凍結する．−20℃の冷凍庫しかない場合は，冷凍庫に広口ビンにアセトンを冷却しておき，これに小分けした容器を入れると急速に凍結するので利用するのもよい．一般的には冷凍庫で冷却しておいた容器に小分けし，できるだけ早くに凍結する．

解凍する場合は，検査前に37℃の恒温槽に約5分間あるいは完全溶解するまで浸しておく．溶解後，静かに混和し，直ちに検査に供する．溶解が不十分な血漿中には寒冷沈殿物が存在するため，十分混合し沈殿物をすべて再溶解した後，検査を行う．高温加熱や加熱時間が長すぎた血漿は品質が損なわれている可能性があるので，使用してはならない．

（佐藤　忠）

# III

# 血球に関する検査

## III 血球に関する検査

# 1 血球数算定

## 1 赤血球数 (red blood cell count ; RCC)

**事前準備**

血球計算板（ビュルケル・チュルク型または改良ノイバウエル型）の中区画容積を理解する．赤血球の形態および健常成人の基準範囲を確認する．

**実習目標**

採血法，検体の抗凝固法，試薬の組成と働き，計算板の使用方法，検体の希釈方法，血球算定および算定後の計算方法を学ぶ．

**検討課題**

EDTA-2K塩で抗凝固した血液を使用し，学生個人が検体の希釈操作を含めて赤血球数を2回測定する．採血と試薬調製はグループ班で行う．

**目的**　視算法により赤血球数を算定する．

**原理**　血液を希釈液（ガワー液またはホルマリン・クエン酸溶液）で希釈したものを計算板に流し入れ顕微鏡下で視算し，1μl中の赤血球数を算出する．ガワー液中の酢酸はヘモグロビンを酢酸ヘマチンに変え，ホルマリン・クエン酸溶液中のホルマリンは赤血球を固定することで算定しやすくする．

**器具**
- 採血用具一式（21Gまたは22Gの針付き5mlディスポーザブル注射器，採血枕，駆血帯，消毒用アルコール綿）　10セット/40人
- EDTA-2K入り2ml採血管　20本/40人
- マイクロピペット（1,990μlおよび10μlを採取可能なもの）　各20本/40人

- ピペットチップ大容量用　20本/40人，小容量用　160本/40人
- 血球計算板　40枚/40人
- 計算板用カバーガラス　40枚/40人
- 顕微鏡　40台/40人
- 数取り器　40個/40人
- 小試験管　120本/40人
- 試験管立て　40台/40人
- キムワイプ　10箱/40人

**試薬**

ガワー液またはホルマリン・クエン酸溶液を作製する（200ml/40人）．
ガワー（Gower）液：精製水適量に無水硫酸ナトリウム 11.8 g を溶かし，これに酢酸 6.2 ml を加えて精製水で 200ml にする．
ホルマリン・クエン酸溶液：クエン酸ナトリウム 2 水塩 6.4 g を精製水に溶かして 200 ml とし，これに 40％ホルムアルデヒド 2.0ml を添加する．両溶液ともに，濾過後，使用する．

**操作法**

①計算板およびカバーガラスをアルコール綿とキムワイプで清拭したあと，ニュートン環をつくる（**図Ⅲ-1**）．
②ピペットのプッシュボタンを最上段から 1 段目まで押し込んで希釈液（1,990 μl）を吸引し，チップの外面を清拭する．
③プッシュボタンを 1 段目までゆっくり押して希釈液を試験管に移し（**図Ⅲ-2**），さらに 2 段目までゆっくり押し込んで液を完全に排出する．
④血液を十分に混和してその 10 μl を希釈液と同様の操作で採取し，チップの外面を清拭する．
⑤チップの先端 2～3 mm を希釈液中に浸して血液を希釈液に加えたのち，希釈液でチップの内面を数回，とも洗いしたあと，完全に排出する（**図Ⅲ-3**）．
⑥よく混和後，新しいチップに交換し，2 カ所の計算室に流し込み（**図Ⅲ-4**），1～2 分間静置してから鏡検し，中区画 5 カ所の赤血球数を算定する．鏡検時は，はじめに総合倍率 100 倍（接眼レンズ 10 倍×対物レンズ 10 倍）で赤血球の分布状態が均一かどうかを確認してから対物レンズを 40 倍に変えて算定する．

**結果**

血球計算板の区画および算定場所は**図Ⅲ-5**に示すとおりである．1つの中区画は小区画（$0.05 \times 0.05 = 0.0025$ mm$^2$）が 16 個集まったもので，深さは 0.1 mm である．この中区画を 5 カ所算定するので，総容積は $0.0025 \times 16 \times 0.1 \times 5 = 0.02$ μl となる．0.02 μl を 50 倍すると 1 μl であり，血液は希釈液で 200 倍に希釈したので，算定した中区画 5 カ所の赤血球数を $R = R_1 + R_2 + R_3 + R_4 + R_5$ とすると，検体 1 μl 中の赤血球数は $R \times 50 \times 200 = R \times 10^4$/μl の式で求められる．

図Ⅲ-1 ニュートン環の作製

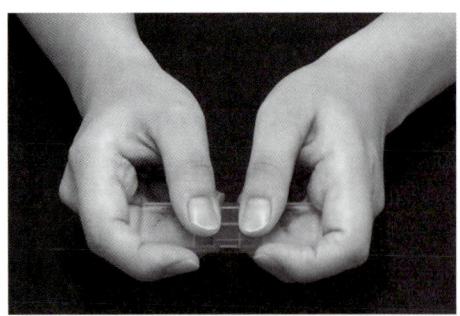

図Ⅲ-2 希釈液の分注

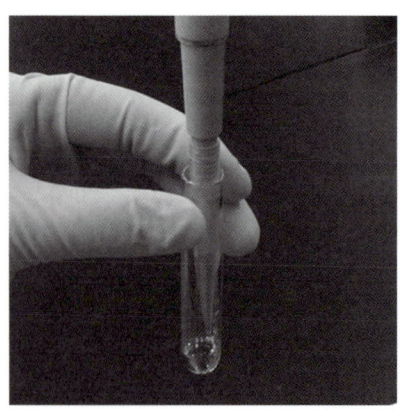

図Ⅲ-3 血液を希釈液に排出

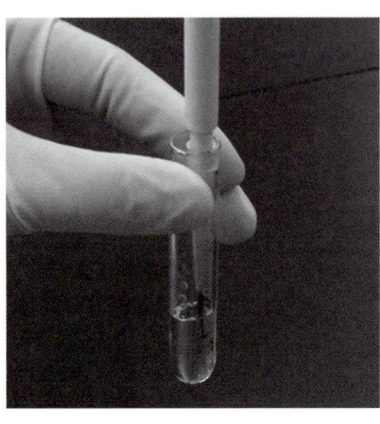

図Ⅲ-4 計算板に流し込む

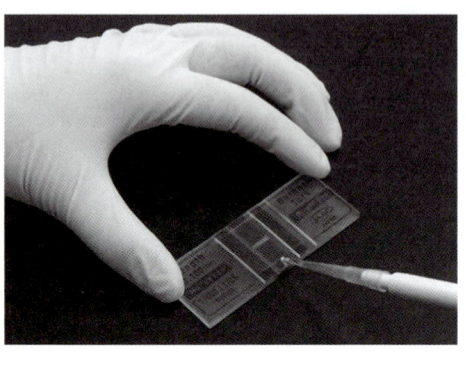

図Ⅲ-5 ビュルケル・チュルク型計算板の例．左は計算板全体像，右は中区画1個あたりの赤血球数の数え方（○はカウントし，●はカウントしない）

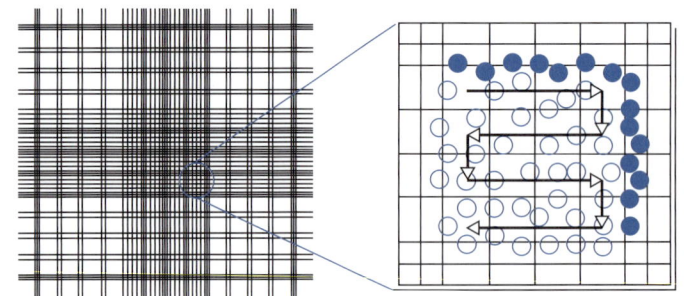

**考察**

①中区画 $R_1$，$R_2$，$R_3$，$R_4$，$R_5$ の各赤血球数および2回の測定値間のばらつきは小さいか，もしも大きければその原因と改善点について考察する．

②基準範囲と比較する．

③赤血球数が増減する要因について考察する．

文献：
1) 奈良信雄ほか：臨床検査学講座／血液検査学（第2版）．医歯薬出版，2006, 81〜82.
2) 日本検査血液学会編：スタンダード検査血液学（第2版）．医歯薬出版，2008, 100.
3) 小郷正則：実践人体血液検査．ふくろう出版，1995, 60〜65.

（近藤　弘・天野陽子）

# 2 白血球数 (white blood cell count ; WCC)

### 事前準備

血球計算板（ビュルケル・チュルク型または改良ノイバウエル型）の大区画容積を理解する．白血球の形態および健常成人の基準範囲を確認する．

### 実習目標

採血法，検体の抗凝固法，試薬の組成と働き，計算板の使用方法，検体の希釈方法，血球算定および算定後の計算方法を学ぶ．

### 検討課題

EDTA-2K塩で抗凝固した血液を使用し，学生個人が検体の希釈操作を含めて白血球数を2回測定する．採血と試薬調製はグループ班で行う．

**目的** 　視算法により白血球数を算定する

**原理** 　血液を希釈液で希釈したものを計算板に流し入れ顕微鏡下で視算し，$1\mu l$ 中の白血球数を算出する．チュルク液中の酢酸は赤血球を溶血させ，ゲンチアナ紫は白血球の核を染色することで算定しやすくしている．

**器具**
- 採血用具一式（21Gまたは22Gの針付き5mlディスポーザブル注射器，採血枕，駆血帯，消毒用アルコール綿）　10セット/40人
- EDTA-2K入り2ml採血管　20本/40人
- マイクロピペット（$90\mu l$および$10\mu l$を採取可能なもの）　各20本/40人
- ピペットチップ大容量用　20本/40人，小容量用　160本/40人
- 血球計算板　40枚/40人
- 計算板用カバーガラス　40枚/40人
- 顕微鏡　40台/40人
- 数取り器　40個/40人
- 小試験管　120本/40人
- 試験管立て　40台/40人
- キムワイプ　10箱/40人

**試薬** チュルク液を作製する（100ml/40人）．1％ゲンチアナ紫水溶液1.0 mlと酢酸1.0 mlを精製水に溶解して100.0 mlとする．濾過後，褐色ビンに入れて保存する．

**操作法**
①計算板およびカバーガラスをアルコール綿とキムワイプで清拭したあと，ニュートン環をつくる（**図Ⅲ-6**）．
②ピペットのプッシュボタンを最上段から1段目まで押し込んで希釈液（90μl）を吸引し，チップの外面を清拭する．
③プッシュボタンを1段目までゆっくり押して希釈液を試験管に移し（**図Ⅲ-7**），さらに2段目までゆっくり押し込んで液を完全に排出する．

図Ⅲ-6　ニュートン環の作製
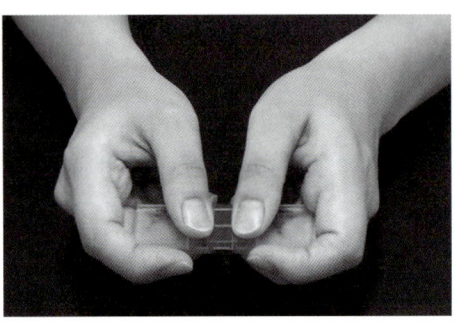

図Ⅲ-7　希釈液の分注
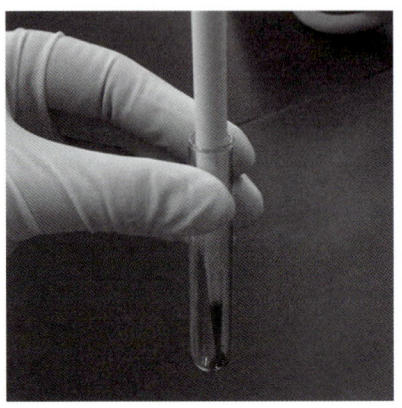

図Ⅲ-8　血液を希釈液に排出
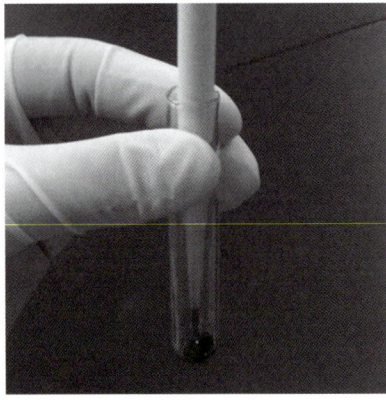

図Ⅲ-9　計算板に流し込む
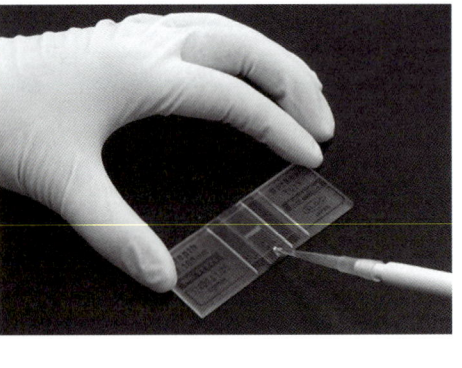

図Ⅲ-10　ビュルケル・チュルク型計算板の例．左は計算板全体像，右は大区画1個あたりの白血球数の数え方（○はカウントし，●はカウントしない）
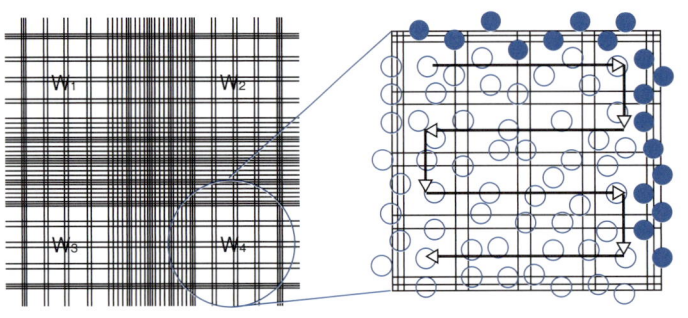

④血液を十分に混和してその10μlを希釈液と同様の操作で採取し，チップの外面を清拭する．

⑤チップの先端2～3mmを希釈液中に浸して血液を希釈液に加えたのち，希釈液でチップの内面を数回，とも洗いしたあと，完全に排出する（**図Ⅲ-8**）．

⑥十分に混和後，新しいチップに交換し，2カ所の計算室に流し込み（**図Ⅲ-9**），1～2分間静置してから鏡検し，大区画4カ所の白血球数を算定する．鏡検時は総合倍率100倍（接眼レンズ10倍×対物レンズ10倍）で白血球の分布状態を確認してから算定する．

### 結果

血球計算板の区画および算定場所は**図Ⅲ-10**に示すとおりである．1つの大区画は $1mm \times 1mm = 1mm^2$，深さは0.1mmである．この大区画を算定するので，容積は $1 \times 0.1 = 0.1\mu l$ となる．$0.1\mu l$ は10倍すると $1\mu l$ であり，血液は希釈液で10倍に希釈したので，算定した大区画4カ所の白血球数の平均値を $W = (W_1 + W_2 + W_3 + W_4) \div 4$ とすると，検体 $1\mu l$ 中の白血球数は $W \times 10 \times 10 = W \times 10^2 / \mu l$ の式で求められる．

### 考察

①大区画 $W_1$，$W_2$，$W_3$，$W_4$ の各白血球数および2回の測定値間のばらつきは小さいか，もしも大きければその原因と改善点について考察する．

②基準範囲と比較する．

③白血球数が増減する要因について考察する．

④末梢血液中に赤芽球が出現した場合の補正方法について考察する．

文献：
1) 奈良信雄ほか：臨床検査学講座／血液検査学（第2版）．医歯薬出版，2006, 82～84.
2) 日本検査血液学会編：スタンダード検査血液学（第2版）．医歯薬出版，2008, 101.
3) 小郷正則：実践人体血液検査．ふくろう出版，1995, 38～43.

（近藤　弘・天野陽子）

# 3 血小板数 (platelet count)

### 事前準備

血球計算板（ビュルケル・チュルク型または改良ノイバウエル型）の中区画容積を理解する．血小板の形態および健常成人の基準範囲を確認する．位相差顕微鏡の光学原理および生物顕微鏡との違いを調べる．

### 実習目標

採血法，検体の抗凝固法，試薬の組成と働き，計算板の使用方法，検体の希釈方法，血球算定および算定後の計算方法を学ぶ．血小板数を算定するとともに，位相差顕微鏡による血小板像の観察を体験する．

### 検討課題

EDTA-2K塩で抗凝固した血液を使用し，学生個人が検体の希釈操作を含めて血小板数を2回測定する．採血と試薬調製はグループ班で行う．

**目的**　視算法（Brecher-Cronkite method：ブレッカー・クロンカイト法）により血小板数を算定する．

**原理**　血液を希釈液で希釈したものを計算板に流し入れ顕微鏡下で視算し，$1\mu l$中の血小板数を算出する．希釈に用いる1％シュウ酸アンモニウム溶液は低張のため，赤血球を溶血させ，血小板を膨化させることで，血小板算定をしやすくする．抗凝固作用もある．希釈液は色素を含まないため，通常は位相差顕微鏡で観察する．生物顕微鏡では血小板同定がややむずかしく，熟練を要する．

**器具**
- 採血用具一式（21Gまたは22Gの針付き5mlディスポーザブル注射器，採血枕，駆血帯，消毒用アルコール綿）　10セット/40人
- EDTA-2K入り2ml採血管　20本/40人
- マイクロピペット（990μlおよび10μlを採取可能なもの）　各20本/40人
- ピペットチップ大容量用　20本/40人，小容量用　160本/40人
- 血球計算板　40枚/40人
- 計算板用カバーガラス　40枚/40人
- 位相差顕微鏡　1〜2台/40人
- 生物顕微鏡　40台/40人
- 数取り器　40個/40人

・小試験管 120本/40人
・試験管立て　40台/40人
・キムワイプ　10箱/40人

**試薬**　1％シュウ酸アンモニウム水溶液200ml/40人を作製する．冷蔵保存し，孔径0.22μmのフィルタで濾過後使用し，保存後1週間以上経過したときは再度濾過してから使用する．

**操作法**　①計算板およびカバーガラスをアルコール綿とキムワイプで清拭したあと，ニュートン環をつくる（**図Ⅲ-1**参照）．

図Ⅲ-11　湿潤箱に静置

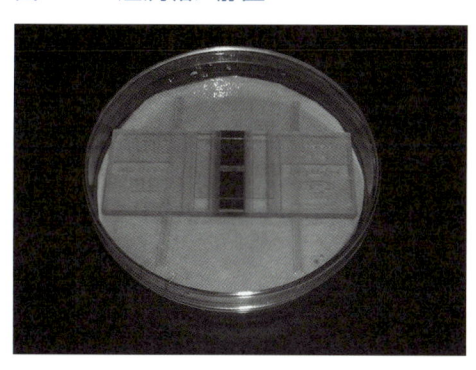

図Ⅲ-12　計算板の顕微鏡像．中区画内の矢印は血小板（左は位相差顕微鏡像，右は生物顕微鏡像）

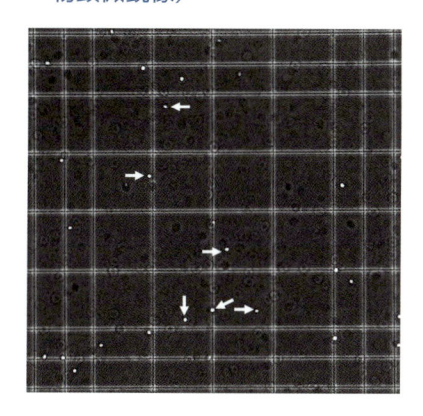

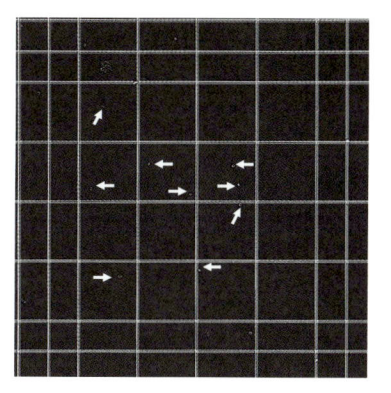

図Ⅲ-13　ビュルケル・チュルク型計算板の例．左は計算板全体像，右は中区画1個あたりの血小板数の数え方（○はカウントし，●はカウントしない）

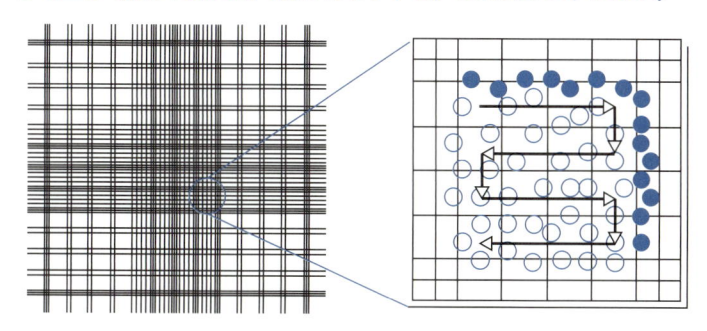

②ピペットのプッシュボタンを最上段から1段目まで押し込んで希釈液（990μl）を吸引し，チップの外面を清拭する．

③プッシュボタンを1段目までゆっくり押して希釈液を試験管に移し（**図Ⅲ-2参照**），さらに2段目までゆっくり押し込んで液を完全に排出する．

④血液を十分に混和してその10μlを希釈液と同様の操作で採取し，チップの外面を清拭する．

⑤チップの先端2〜3mmを希釈液中に浸して血液を希釈液に加えたのち（**図Ⅲ-3参照**），希釈液でチップの内面を数回，とも洗いしたあと，完全に排出する．

⑥十分に混和後，新しいチップに交換し，2カ所の計算室に流し込み，乾燥を防ぐため湿潤箱で10〜15分間静置してから鏡検し，中区画5カ所の血小板数を算定する（**図Ⅲ-11**）．鏡検時は，はじめに総合倍率200倍（接眼レンズ10倍×対物レンズ20倍）で血小板の分布状態が均一かどうかを確認してから対物レンズを40倍に変えて算定する．位相差顕微鏡では血小板は淡い紫色の輝きをもつ円形または楕円形などの小体，生物顕微鏡では無色の輝く小体として見える（**図Ⅲ-12**）．生物顕微鏡はコンデンサの絞りと高さを調節し，コントラストを強くして観察する．

## 結果

血球計算板の区画および算定場所は**図Ⅲ-13**に示すとおりである．1つの中区画は小区画（$0.05 \times 0.05 = 0.0025 mm^2$）が16個集まったもので，深さは0.1mmである．この中区画を5カ所算定するので，総容積は $0.0025 \times 16 \times 0.1 \times 5 = 0.02 μl$ となる．$0.02 μl$ は50倍すると $1 μl$ であり，血液は希釈液で100倍に希釈したので，算定した中区画5カ所の血小板数を $P = P_1 + P_2 + P_3 + P_4 + P_5$ とすると，検体 $1 μl$ 中の血小板数は $P \times 50 \times 100 = P \times 5,000/μl$ の式で求められる．

## 考察

①中区画 $P_1$, $P_2$, $P_3$, $P_4$, $P_5$ の各血小板数および2回の測定値間のばらつきは小さいか，もしも大きければその原因と改善点について考察する．

②基準範囲と比較する．

③血小板数が増減する要因について考察する．

④偽性血小板減少などについて考察する．

文献：
1) 奈良信雄ほか：臨床検査学講座／血液検査学（第2版）．医歯薬出版，2006, 85〜88.
2) 日本検査血液学会編：スタンダード検査血液学（第2版）．医歯薬出版，2008, 101.
3) 小郷正則：実践人体血液検査．ふくろう出版，1995, 83〜87.

（近藤　弘・天野陽子）

## 4 網赤血球数 (reticulocyte count)

### 事前準備

網赤血球の形態および健常成人の基準範囲を確認する．赤血球系の成熟過程を復習する．

### 実習目標

試薬の組成と働き，超生体染色による網赤血球形態観察および網赤血球数の算定方法を学ぶ．

### 検討課題

EDTA-2K塩で抗凝固した血液を使用し，学生個人が2枚の標本を作製して網赤血球数を2回測定する．色鉛筆を用いてブレッカー法による網赤血球像および赤血球像をスケッチする．ミラーの接眼板による算定法を理解する．採血と試薬調製はグループ班で行う．

**目的**　ブレッカー法に従い，網赤血球を塩基性色素で超生体染色して算定する．

**原理**　網赤血球の細胞質はRNA（リボ核酸）を多く含むので，これを塩基性色素のニューメチレン青で超生体（固定せずに）染色して算定する．染色される網状物質はRNAを含むリボソームが染色の際に凝集し，細胞小器官やフェリチンなどを巻き込んだものである．

**器具**
- 採血用具一式（21Gまたは22Gの針付き5mlディスポーザブル注射器，採血枕，駆血帯，消毒用アルコール綿）　10セット/40人
- EDTA-2K入り2ml採血管　10本/40人
- ヘマトクリット用ガラス毛細管
- スライドガラス　80枚/40人
- 引きガラス　40枚/40人
- 顕微鏡　40台/40人
- 数取り器　40個/40人
- 標本乾燥用ドライヤー　10台/40人
- キムワイプ　10箱/40人

**試薬調製**　ブレッカー液を作製する（100ml/40人）．ニューメチレン青0.5g，シュウ酸カリウム1.6gを精製水に溶かして全量を100mlとする．濾過後，

褐色ビンに保存して使用する．

①～②は試験管またはマイクロチューブなどに血液とブレッカー液を等量とって混和してもよい．

**操作法**

① よく混和した血液をガラス毛細管の約1/3量とり，さらにブレッカー液を等量とる（図Ⅲ-14）．
② ガラス毛細管を回転させながら上下に傾けて十分に混和する（図Ⅲ-15）．
③ 10分間以上放置する．
④ 再度おだやかに混和してその少量をスライドガラス上にのせ，引きガラスを用いてウェッジ法で塗抹後，すみやかに乾燥して，少し厚めの塗抹標本を作製する（図Ⅲ-16）．
⑤ 最初に弱拡大（接眼レンズ10倍×対物レンズ10倍＝総合倍率100倍）で鏡検し，赤血球が重ならず均一に広がっている観察に適した部位を選び，油浸オイルを滴下して対物レンズを100倍に変えて強拡大（接眼レンズ10倍×対物レンズ100倍＝総合倍率1,000倍）で算定する（図Ⅲ-17）．

図Ⅲ-14　血液とブレッカー液をヘマトクリット管に採取

図Ⅲ-15　血液とブレッカー液を混和

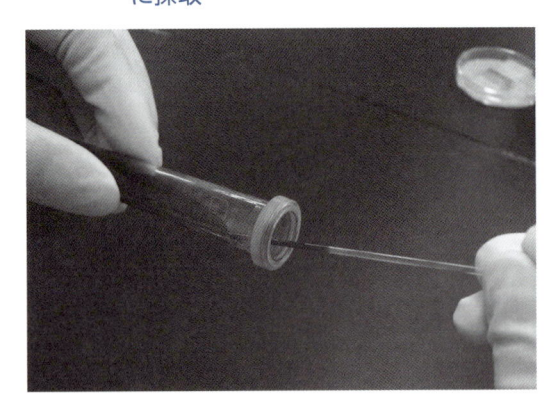

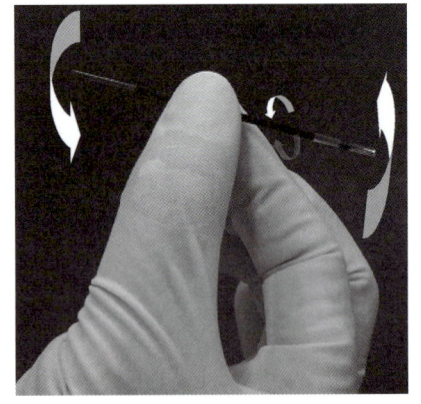

ガラス毛細管を前後に回転させながら左右に傾けて混和する

図Ⅲ-16　塗抹標本の作製

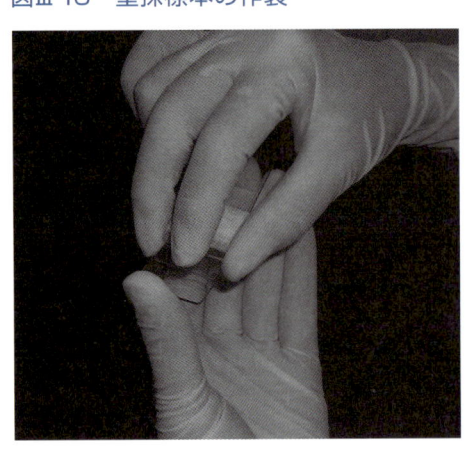

図Ⅲ-17　顕微鏡観察（総合倍率1,000倍）

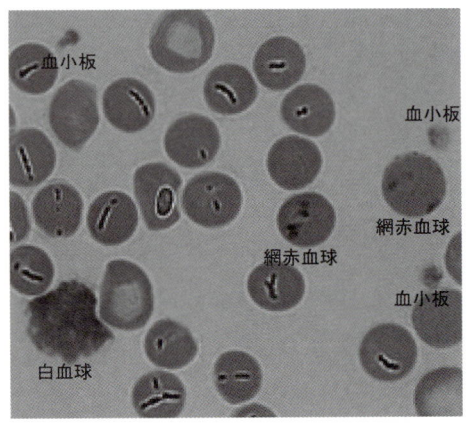

網赤血球，白血球，血小板以外の赤血球に見られる形態変化は標本作製時に生じたアーチファクトによる

図Ⅲ-18 ミラーの接眼板の目盛標線上に血球がのっていない場合（小区画内の4個の○は数える赤血球，大区画の1個の◎は網赤血球）

図Ⅲ-19 ミラーの接眼板の目盛標線上に血球がのっている場合（小区画内の7個の○は数える赤血球，4個の●は数えない赤血球，大区画の1個の◎は網赤血球）

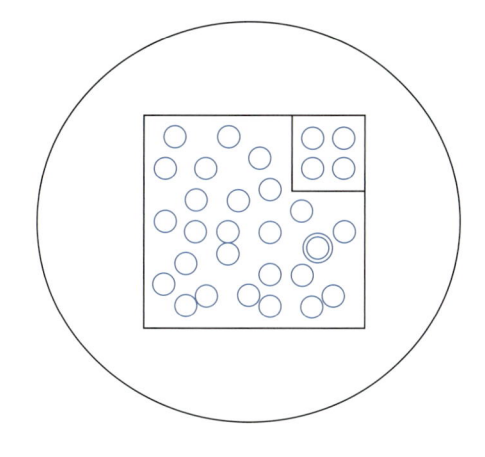

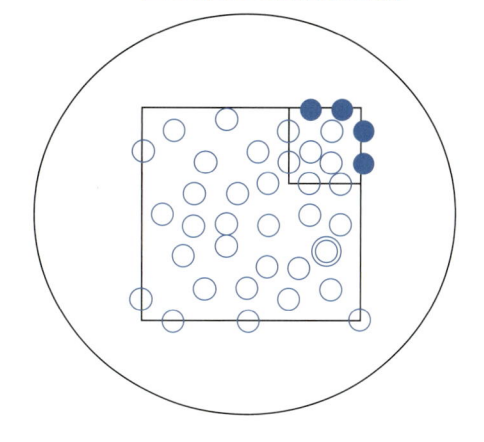

⑥網赤血球と赤血球の合計が1,000個以上になるまで視野数を増やして算定する．実習では，視野ごとの網赤血球数および網赤血球数＋赤血球数の合計数をそれぞれ記録しておく．構造物が顆粒のみのときは染色顆粒が2個以上あるものを網赤血球とする．

**結果**

①ミラーの接眼板を用いない場合：

網赤血球（％）＝網赤血球数×100／（網赤血球数＋赤血球数）

②ミラーの接眼板を用いる場合（**図Ⅲ-18，-19**）：

網赤血球数（％）＝大区画の網赤血球数×100／小区画個の赤血球数×9

（もしも小区画の目盛標線上に赤血球がのった場合は，片側2辺の目盛標線上にのった赤血球を計数したら，反対側2辺の区分線上にのった赤血球は計数しない．）

**考察**

①網赤血球と標本作製時のアーチファクトによる紛らわしい血球形態との鑑別法について考察する．
②各視野の計数値間のばらつきは小さいか，もしも大きければその原因と改善点について考察する．
③基準範囲と比較する．
④網赤血球数が増減する要因について考察する．
⑤網赤血球の絶対数の算出方法について考察する．
⑥超生体染色で染まるその他の封入体などについて考察する．

文献：
1) 奈良信雄ほか：臨床検査学講座／血液検査学（第2版）．医歯薬出版，2006，92～94．
2) Turgeon, M. L. : Clinical Hematology ; Theory and Procedures (4th ed.). Lippincott Williams & Wilkins, 2005, 442～443.

（近藤　弘・天野陽子）

III 血球に関する検査

# 2 ヘモグロビン(血色素)濃度 (hemoglobin concentration ; Hb)

### 実習準備

①血液中に存在するヘモグロビン（Hb）の種類について述べることができる．
②国際標準法であるシアンメトヘモグロビン法の原理と短所を述べることができる．
③ラウリル硫酸ナトリウム（Sodium lauryl sulfate；SLS）法の原理と測定法について述べることができる．
④臨床的意義について述べることができる．

### 実習目標

①ラウリル硫酸ナトリウム法の手技を習得する．
②標準液を用いて検量線を作成することができる．
③検体を用いてヘモグロビン濃度を求めることができる．

### 検討課題

①得られたヘモグロビン濃度を基準値と比較して検討する．
②赤血球指数を求め，基準値と比較して検討する．
③同じ検体を5回以上測定してCV値（％）を求めてみる．
④自動血球計数装置のHb値との相関を求めてみる．

**目的** Hb濃度の測定は，貧血，多血症の診断に重要な検査である．さらに，赤血球指数から貧血の種類や原因を推察することができる．

**測定法** ラウリル硫酸ナトリウム法（SLS法）

**基準値** 基準値は性・年齢によって異なる．
日本人の参考基準値（静脈血）は次のとおり．
　　成人　男性：13.7〜16.8 g/dl（共用基準範囲）
　　　　　女性：11.6〜14.8 g/dl（共用基準範囲）

| | |
|---|---|
| **測定原理** | 赤血球は，ラウリル硫酸ナトリウム（Sodium Lauryl Sulfate；SLS）の界面活性作用により溶血し，ヘモグロビン（Hb）が溶出する．HbはSLSと反応することでグロビンの立体構造変化を起こし，ヘム鉄は酸化して二価鉄（$Fe^{2+}$）から三価鉄（$Fe^{3+}$）となる．さらに，$Fe^{3+}$がSLSと結合することで安定な赤色のSLS-Hb複合体が形成される[1]．酸化ヘモグロビン，還元ヘモグロビン，メトヘモグロビン，ヘモグロビンFなどはすべてSLS-Hbに転化する．SLS-Hbは540nm付近に最大吸収帯を有する． |
| **器具** | ・ノック式マイクロピペット（2～20μl）血液・標準液採取用　各自に1本<br>・試験管（10ml）グループに4本（検量線作製用）　各自に2本（検体測定用）<br>・分光光度計（波長540nm）　4台<br>・試薬分注用分注器(5.0ml)　1台，またはホールピペット(5.0ml)グループに1本<br>・安全ピペッター　グループに1個 |
| **試薬** | (1) ラウリル硫酸ナトリウム法測定用試薬[2]　市販品あり<br>　①SLS 60gを適量の1/30mol/lリン酸緩衝液（pH7.2）で溶解する．<br>　②トリトンX-100を70ml加えて溶解する（低温での沈殿を防止）．<br>　③1/30mol/lリン酸緩衝液（pH7.2）を加えて1lとする（SLS原液）．<br>　④SLS原液を100倍に希釈して使用する（気泡が生じないように注意）．<br>(2) ヘモグロビン測定用標準液<br>　①ヘモグロビン濃度15g/dlのウマ血液：市販の標準液を利用する[3]． |
| **検体** | 血液（学生）：抗凝固剤（EDTA-2K）入り静脈血を各自1～2ml準備する． |
| **方法** | ①標準希釈系列の作製（**表Ⅲ-1**）<br>②測定操作（**表Ⅲ-2**） |
| **結果** | ①検量線の作成（**図Ⅲ-20**）<br>　縦軸に吸光度（0.0～0.7），横軸に濃度0～25（g/dl）をとり，グラフを作成する．検量線は原点を通る直線になる．<br>②検量線から，検体の吸光度に相当するヘモグロビン濃度を求める． |

表Ⅲ-1 標準液を用いた検量線の作成（例）

| | | 試験管 | A | B | C |
|---|---|---|---|---|---|
| ① | 標準液の作製 | Hb 試薬 | 5.0 ml | 5.0 ml | 5.0 ml |
| ② | | 標準液* | 10 μl | 20 μl | 30 μl |
| | | Hb 濃度 | 7.5 g/dl | 15.0 g/dl | 22.5 g/dl |
| ③ | 混和 | 蓋をして転倒混和 | | | |
| ④ | 放置 | 5 分以上，室温放置 | | | |
| ⑤ | 測定 | Hb 試薬を対照に 540 nm で吸光度を測定 | | | |

*標準液 Hb 濃度：15 g/dl ウマ赤血球（市販品）

表Ⅲ-2 検体を用いたヘモグロビン濃度の測定

| | | | |
|---|---|---|---|
| ① | 検体希釈 | Hb 試薬 | 5.0 ml |
| ② | | 検体 | 20 μl |
| ③ | 混和 | 蓋をして転倒混和 | |
| ④ | 放置 | 5 分以上，室温放置 | |
| ⑤ | 測定 | Hb 試薬を対照に 540 nm で吸光度を測定 | |
| ⑥ | 濃度換算 | 検量線から Hb 濃度（g/dl）を求める | |

図Ⅲ-20 ラウリル硫酸ナトリウム法による検量線の作成（例）

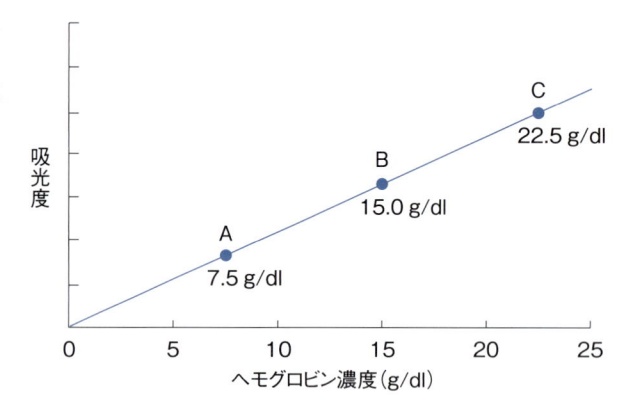

**考察** 各自が測定した結果について，基準値と比較し，グループで検討する．

文献：
1) 浜口行雄ほか：新しいヘモグロビン濃度測定法—Sodium Lauryl Sulfate-Hemoglobin（SLS-Hb）反応機序の検討 第一報．臨床病理，**40**（6）：649 ～ 654，1992.
2) 日本臨床衛生検査技師会（監）：血液検査技術教本．丸善出版，2015，21 ～ 27.
3) 奈良信雄ほか：最新臨床検査学講座　血液検査学（第2版）．医歯薬出版，2021，98 ～ 100.

（髙岡榮二）

III 血球に関する検査

# 3 ヘマトクリット値 (hematocrit ; Ht, Hct)

### 実習準備

①ヘマトクリット値の定義について述べることができる.
②ミクロヘマトクリット法の原理と特徴を述べることができる.
③その他のヘマトクリット値測定法について述べることができる.
④臨床的意義について述べることができる.

### 実習目標

①ミクロヘマトクリット法の手技を習得する.
②検体を用いてヘマトクリット値を求めることができる.

### 検討課題

①ミクロヘマトクリット用毛細管の種類と使用目的を知る.
②遠心条件（半径とrpm）から遠心力（RCF）を計算する.
③遠心条件の違いによって，結果がどのように変化するかを知る.
④得られたヘマトクリット値を基準値と比較して検討する.
⑤赤血球指数を求め，基準値と比較して検討する.

**目的** ヘマトクリット値の測定は，貧血，多血症の診断に重要な検査である. さらに，赤血球指数から貧血の種類や原因を推察することができる.

**測定法** ミクロヘマトクリット法

**基準値** 基準値は性・年齢によって異なる.
日本人の参考基準値（静脈血）は下記のとおり.
　　成人　男性：40.7 〜 50.1％（共用基準範囲）
　　　　　女性：35.1 〜 44.4％（共用基準範囲）

毛細管はガラス製であると破損が生じることがあるので、プラスチック製のものがよい．

| 測定原理 | ヘマトクリット用毛細管に少量の血液を入れ，一端を封じ，専用の遠心器で遠心し，全血液量に対する赤血球量の割合を求める（**図Ⅲ-21**参照）．|

図Ⅲ-21　ミクロヘマトクリット法によるHt値の測定

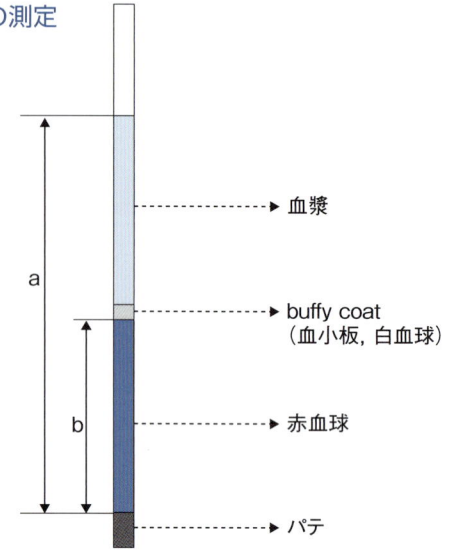

　　　　　　　　　　　　　　　　　　　　　　血漿
　　　　　　　　　　　　　　　　　　　　　　buffy coat（血小板，白血球）
　　　　　　　　　　　　　　　　　　　　　　赤血球
　　　　　　　　　　　　　　　　　　　　　　パテ

Ht値（％）＝赤血球量(b)／血液量(a)×100

| 器具 | ・ヘマトクリット用毛細管（抗凝固剤非処理）市販　人数分<br>・パテ（クリットシール）市販　1グループに1個<br>・ミクロヘマトクリット用遠心器（半径9 cm，11,000〜12,000rpm）2台<br>・ミクロヘマトクリット用計測器　1グループに1台 |

| 検体 | 血液（学生）：抗凝固剤（EDTA-2K）入り静脈血を各自1〜2ml準備する． |

| 方法 | ①血液をヘマトクリット用毛細管の2/3まで入れる．<br>②毛細管の外壁をガーゼできれいに拭き取る．<br>③パテ面を垂直にして，毛細管は水平になるように持つ（**図Ⅲ-22**参照）．<br>④毛細管の中央下部を持ってパテに数回刺し込む（3〜5mm程度になるまで）．<br>⑤パテをした側が遠心器の外縁に接するように，毛細管を溝に置く．<br>⑥遠心器の内蓋をしっかり閉じ，11,000〜12,000rpmで5分間，遠心する．<br>⑦遠心後，できるだけすみやかに測定板を用いて測定する．<br>⑧赤血球層の下端を0線に，血漿の上端を100％線になるようにカーソルを動かす．<br>⑨赤血球層の上端にスケール中央線を合わせ，このときの目盛り（％）を読む（**図Ⅲ-23**参照）．|

遠心後すぐに読み取らないときは，毛細管を垂直に立てて置く．

Ⅲ 血球に関する検査

図Ⅲ-22　パテによるヘマトクリット用毛細管の封じ方

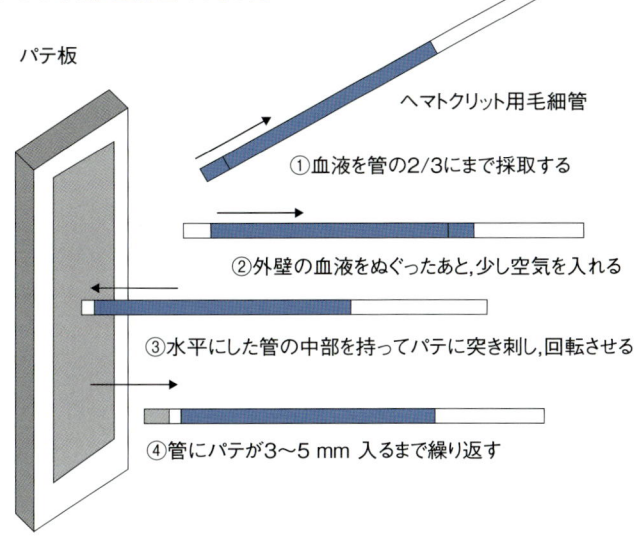

①血液を管の2/3にまで採取する

②外壁の血液をぬぐったあと，少し空気を入れる

③水平にした管の中部を持ってパテに突き刺し，回転させる

④管にパテが3〜5 mm 入るまで繰り返す

図Ⅲ-23　ヘマトクリットリーダー（測定板）によるHt値の読み取り方

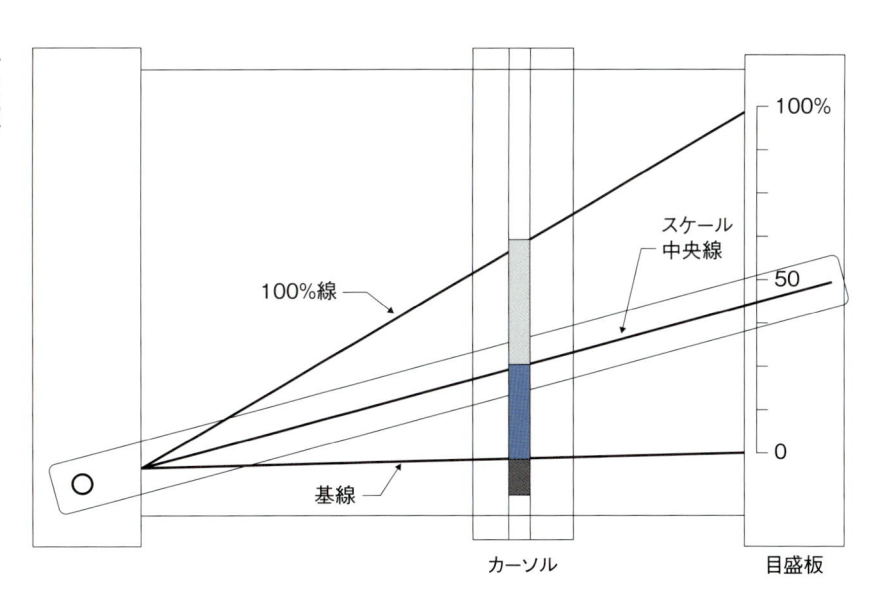

**結果**　ヘマトクリットリーダー（測定板）を用いて，各自のヘマトクリット値を求める．

**考察**　各自が測定した結果について，基準値と比較し，グループで検討する．

文献：
1) 金井正光編：臨床検査法提要（改訂第33版）．金原出版，2010, 193〜196.
2) 日本臨床衛生検査技師会（監）：血液検査技術教本．丸善出版, 2015, 22〜27.
3) 奈良信雄ほか：最新臨床検査学講座　血液検査学（第2版）．医歯薬出版，2021, 100〜104.

（髙岡榮二）

# 4 赤血球沈降速度 (erythrocyte sedimentation rate; ESR)

III 血球に関する検査

### 実習準備

①赤血球沈降速度の測定原理について述べることができる．
②赤血球沈降速度の臨床的意義について述べることができる．

### 実習目標

①ウェスターグレン（Westergren）法の手技を習得する．
②検体を用いて赤血球沈降速度を求めることができる．

### 検討課題

①測定条件（血液と抗凝固剤の混合比・振動・傾斜・温度）の違いによって，結果がどのように変化するかを知る．
②赤血球沈降速度に影響を与える生理的要因について知る．
③得られた赤血球沈降速度を基準値と比較して検討する．
④赤血球沈降速度とC反応性タンパク（CRP）との関連について知る．

**目的**　赤血球沈降速度は，炎症，組織の破壊，血漿タンパク異常を反映して促進するため，初診時のスクリーニング検査，慢性疾患の経過観察時などに利用される．

**測定法**　ウェスターグレン（Westergren）法

**基準値**　基準値は性・年齢によって異なる．
参考基準値（1時間値）は下記のとおり[1]．
　　成人　男性：2〜10mm/hr
　　　　　女性：3〜15mm/hr

**測定原理**　赤血球（血液）沈降速度は赤沈または血沈と呼ばれ，抗凝固剤を加えた血液を赤沈管に入れて立て，一定時間内に赤血球が沈降する距離を

測定する．赤沈は，赤血球の凝集に関係し，凝集が速くて大きいほど沈降が速くなる．陽性荷電をもつグロブリンやフィブリノゲンなどの増加は，赤血球の陰性荷電を放出させ凝集を早める．また，重症の貧血で促進する．

**器具**
- ウェスターグレン管（赤沈管）（市販プラスチック製赤沈管も利用可）人数分
- 赤沈台　グループに1台
- 赤沈用真空採血管〔抗凝固剤（109mMクエン酸ナトリウム2水塩）0.4ml入り〕または目盛りつき試験管に抗凝固剤0.4mlを入れたもの

**検体**
血液（学生）　約2ml：静脈採血した血液は，クエン酸ナトリウム液（1容）に対して血液（4容）の割合で混和する．

**方法**
① 血液を赤沈用真空採血管に1.6ml（4容）採取し，素早く混和する．または，血液2mlを採取し，抗凝固剤入り試験管に血液1.6mlを素早く添加し混和する．
② よく混和した血液を測定管の下端部より吸引し，赤沈管の0の目盛りに合わせる．（感染予防のため，簡易型の市販品を用いるとよい．）
③ 赤沈管を赤沈台に垂直に立てる（図Ⅲ-24）．
④ そのまま1時間，静置する．
⑤ 1時間後に上端の0の目盛りから赤血球層の上部までの距離（mm）をメニスカスで読む（図Ⅲ-25）．

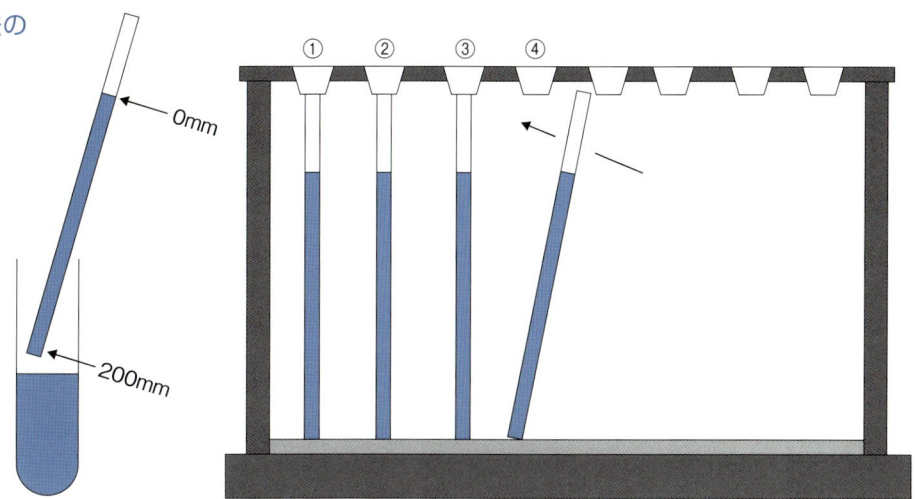

図Ⅲ-24　ウェスターグレン法の赤沈管の立て方

血液は0目盛りに正確に合わせ，赤沈管は赤沈台に垂直に立てる

図Ⅲ-25 ウェスターグレン法の結果の読み取り方(例)

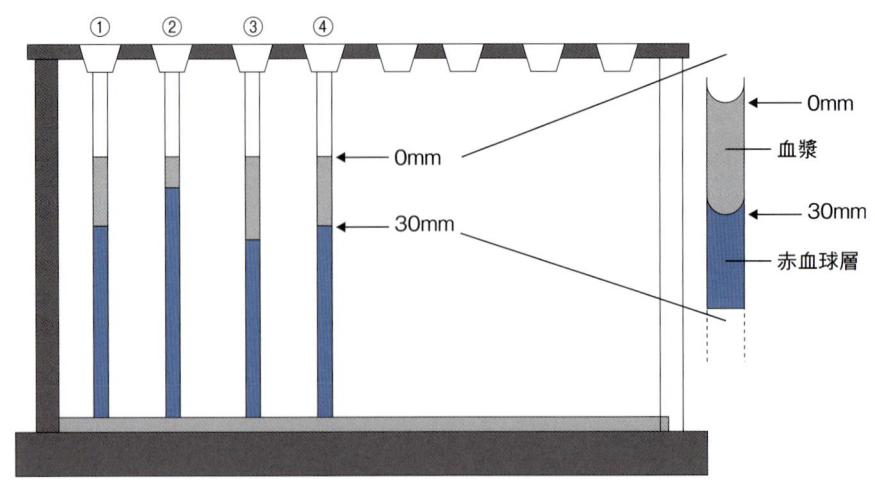

1時間静置後に,均一な赤血球層の上端までの距離(mm)を読む

**結果**　赤血球が沈降した距離(mm)を求める.

**考察**　各自が測定した結果について,基準値と比較し,グループで検討する.

文献:
1) 金井正光編:臨床検査法提要(改訂第33版). 金原出版, 2010, 307〜309.
2) 日本臨床衛生検査技師会(監):血液検査技術教本. 丸善出版, 2015, 26〜27.
3) 奈良信雄ほか:最新臨床検査学講座　血液検査学(第2版). 医歯薬出版, 2021, 96〜97.

(髙岡榮二)

III 血球に関する検査

# 5 溶血の検査

## 1 赤血球浸透圧抵抗試験
(osmotic fragility test of erythrocytes)

### 事前準備

①赤血球浸透圧抵抗試験の臨床的意義を簡単に述べることができる．
②代表的な溶血性疾患名を述べることができる．
③溶血性貧血の主な原因（先天性，後天性）を述べることができる．

### 実習目標

低張～等張食塩水を用いて，赤血球膜の浸透圧に対する抵抗力を測定し，どの食塩濃度から溶血が始まり，どの濃度で完全に溶血するかをみる．また，各試験管の溶血度を計算し，溶血曲線を描き，検討課題について学習する．

### 検討課題

①完全溶血点，溶血開始点のNaCl濃度を求める．
　また，浸透圧最大抵抗，浸透圧最小抵抗，浸透圧脆弱性低下，浸透圧脆弱性亢進という表現を使って表現する．
②各試験管の溶血度を計算し溶血曲線を描き，新鮮血液と保存血の浸透圧抵抗の差を理解する．
③赤血球抵抗の増強・減弱がみられる疾患について調べ，溶血性貧血の診断検査としての意義について検討する．

脆弱性（fragility）と抵抗（resistance）とは意味が逆になるので注意する．

**目的**　溶血性貧血の原因を診断するために，赤血球膜の浸透圧抵抗をみるものである．抵抗が減弱する（脆弱性が亢進する）代表的な疾患は，遺伝性球状赤血球症である．球状赤血球症の軽症例では，新鮮血では基準範囲を示し，37℃，24時間孵置血で異常が明らかになる場合もある．

**測定法**　パーパート法（Parpart法）

**基準範囲**

表Ⅲ-3 基準範囲（Parpart法）

| 試験管番号 | 食塩濃度（%） | 新鮮血溶血度（%） | 37℃, 24時間血溶血度（%） |
|---|---|---|---|
| 1 | 1.00 | 0 | 0 |
| 2 | 0.85 | 0 | 0 |
| 3 | 0.75 | 0 | 0 |
| 4 | 0.65 | 0 | 0～10 |
| 5 | 0.60 | 0 | 0～40 |
| 6 | 0.55 | 0 | 15～70 |
| 7 | 0.50 | 0～5 | 40～85 |
| 8 | 0.45 | 0～45 | 55～95 |
| 9 | 0.40 | 50～90 | 65～100 |
| 10 | 0.35 | 90～99 | 75～100 |
| 11 | 0.30 | 97～100 | 85～100 |
| 12 | 0.20 | 100 | 95～100 |
| 13 | 0.10 | 100 | 100 |
| 14 | 0.00 | 100 | 100 |

**原理**

赤血球を低張食塩液に浮遊させると，水分が外部より流入し，赤血球は膨化して球状となり，ついには膜が破れて溶血する．溶血の要因には，溶液の低張度合いと，赤血球形態（球形あるいは菲薄）の度合いが関与する．球状赤血球は水分の取り込みが少ないため，正常赤血球より塩分濃度の高い等張側溶液で溶血するが，菲薄赤血球は球状になるまでに多量の水分を取り込むため，正常赤血球より低張溶液でないと溶血を生じない．また37℃，24時間保存血を使用した場合は，新鮮血では明瞭ではない軽度の抵抗減弱を検出することができる（**図Ⅲ-26**）．

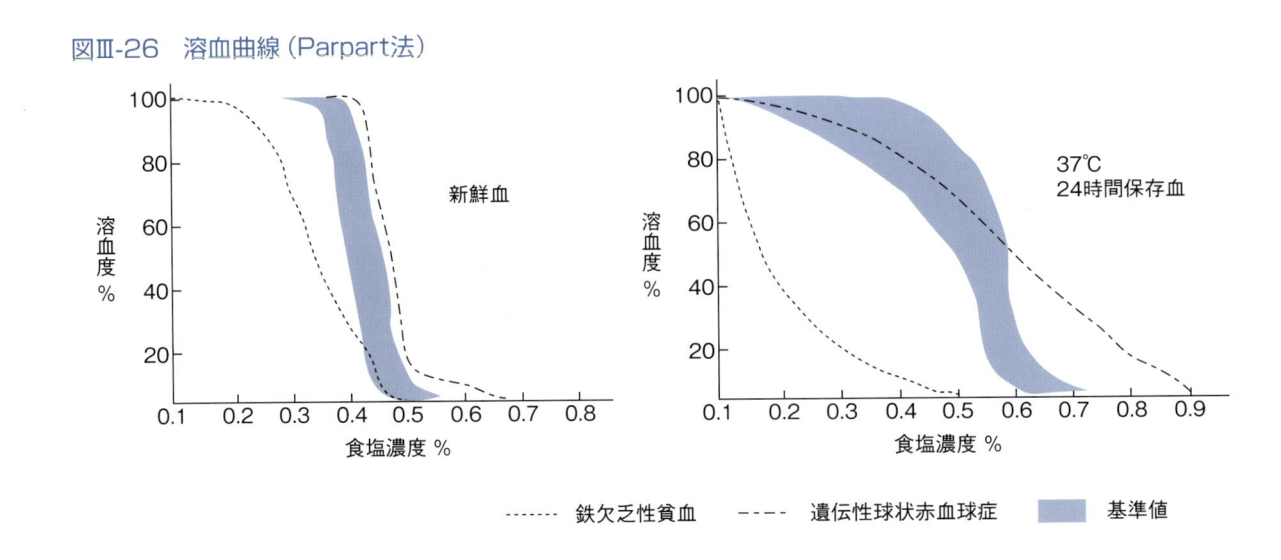

図Ⅲ-26 溶血曲線（Parpart法）

・・・・・・ 鉄欠乏性貧血　　－－－－ 遺伝性球状赤血球症　　　基準値

**器具**
- 分光光度計
- 遠心分離機
- 小試験管　24本×班数（10）＝240本
- 試験管立て　班数（10）
- 5mlあるいは10mlメスピペット，駒込ピペット，安全ピペッター　適当数
- マイクロピペット（20～100ml用）　各班×2

**試薬**
- 10％緩衝液加食塩水pH7.4（教員が作製）
  塩化ナトリウム　180 g
  リン酸二ナトリウム（無水）　$Na_2HPO_4$　27.31 g
  リン酸一ナトリウム　$Na_2HPO_4 \cdot 2H_2O$　4.86 g
  精製水に溶解し，全量2,000mlとする．
- 1％緩衝液加食塩水（教員が作製）
  10％緩衝液加食塩水pH7.4を精製水で10倍に希釈して1％緩衝液加食塩水とする．
- **表Ⅲ-4**のような希釈系列により12本の食塩濃度液を作製する．（教員が作製）
  各濃度食塩液必要量：班数（10）×10ml＝100ml　（各150ml程度必要）

表Ⅲ-4　希釈系列（Parpart法）

| 試験管番号 | 1％緩衝食塩液（ml） | 精製水（ml） | 食塩濃度（％） |
|---|---|---|---|
| 1 | 8.5 | 1.5 | 0.85 |
| 2 | 7.5 | 2.5 | 0.75 |
| 3 | 6.5 | 3.5 | 0.65 |
| 4 | 6.0 | 4.0 | 0.60 |
| 5 | 5.5 | 4.5 | 0.55 |
| 6 | 5.0 | 5.0 | 0.50 |
| 7 | 4.5 | 5.5 | 0.45 |
| 8 | 4.0 | 6.0 | 0.40 |
| 9 | 3.5 | 6.5 | 0.35 |
| 10 | 3.0 | 7.0 | 0.30 |
| 11 | 2.0 | 8.0 | 0.20 |
| 12 | 1.0 | 9.0 | 0.10 |

抗凝固剤のEDTA塩，クエン酸塩は浸透圧に影響を及ぼす．

**操作法** （検体は学生より，班単位）

①前日に被検者となる学生（各班1名）の"2mlヘパリン血"を採血し，37℃，24時間孵卵器にて加温する．

②実習当日（実習開始前）に，同一被検者の"2mlヘパリン血"を採血しておく．

③各班24本の小試験管（10ml用）を準備し，**表Ⅲ-4**のように各試験管に食塩濃度をラベリングする（新鮮血液用14本，37℃，24時間加温血用14本）．

④各試験管に各食塩濃度液を各5mlずつ分注する．

⑤ヘパリン採血した血液（新鮮血，37℃，24時間加温血）を各試験管に50μl添加し，試験管の口を閉じて，静かに転倒混和後，30分静置する．30分の間に，新鮮血と37℃，24時間加温血をスライドガラスにとり，形態観察を行う．簡単にスケッチする．

⑥2,000rpm（700G）で5分遠心し，新鮮血と37℃，24時間加温血の各完全溶血点，溶血開始点のNaCl濃度を求める．

そのまま上清を吸う場合は血球などを吸い上げないようにすること．

⑦試験管1番（食塩濃度0.85%）の上清をブランクとして，540nmで各試験管の吸光度を測定する．

⑧試験管12番（食塩濃度0.10%）の上清を100%溶血として，各上清の溶血度（%）を算出する．

　　溶血度% = 各上清の吸光度×100 ／ 100%溶血の吸光度

⑨グラフ用紙の縦軸に溶血度，横軸に食塩濃度をとり，溶血曲線を描く．

**結果** 表Ⅲ-3および図Ⅲ-26参照．

健常新鮮検体では，完全溶血（100%溶血）を示す食塩濃度は0.30%以下であり，0.45%以上は認められない．

**考察**

①溶血曲線，基準範囲と実験結果から，疾患による浸透圧抵抗の違いについて考察する．

②37℃，24時間の加温による形態変化をまとめ，浸透圧抵抗の変化について考察する．

③測定上の変動要因について考察し，注意点についてまとめる．

④赤血球抵抗の減弱・増強疾患についてまとめる．

⑤溶血性貧血の診断の進め方を調べて考察する．

文献：
1) 金井正光編：臨床検査法提要（改訂第32版）．金原出版，2007，346～348．
2) 浅野茂隆ほか監修：三輪血液病学（第3版）．文光堂，2005，1039～1056．
3) 奈良信雄ほか：臨床検査学講座／血液検査学（第2版）．医歯薬出版，2006，103～106．
4) Parpart, A.K. et al.：The osmotic resistance of human red cells. *J Clin Invest*, **26**：636～640, 1947.

（眞鍋紀子）

## 2 砂糖水試験（ショ糖溶血試験）
(sugar-water test, sucrose hemolysis test)

### 事前準備

①砂糖水試験の臨床的意義について述べることができる．
②PNH（発作性夜間ヘモグロビン尿症）診断法の他の方法を述べることができる．
③PNHの病因，臨床症状について述べることができる．

### 実習目標

溶血試験としての砂糖水試験の意義と，原理に合った操作法の手順を理解する．

### 検討課題

①砂糖水試験のデータについて，班で検討する．
②試験法の操作全体および判定についての注意点について，班で検討する．
　［巨赤芽球性貧血や自己免疫性溶血性貧血で陽性になることがあるため，その場合はHam試験で確認するなど］
③最近のPNH診断検査について，班で検討する．
　［最近ではFCM検査によって，赤血球の表面のCD55/59発現量の低下を証明し，確定診断されることが多くなった］など

**目的**　PNHは，後天性の膜異常のために，赤血球の自己補体に対する感受性が異常に亢進し，その結果，血管内溶血とそれに基づくヘモグロビン尿を引き起こす溶血性貧血である．本症の検査法としては砂糖水試験とHam試験があり，両者とも鋭敏であるが，特異性の面ではHam試験が優れており，砂糖水試験はスクリーニング法として適している．

**原理**　等張ショ糖液のような低イオン強度の溶液中では，補体の赤血球への結合性が高まるため，PNH赤血球では溶血亢進を起こす．

**器具**
・分光光度計（今回は使用しない）
・遠心分離機
・孵卵器（37℃）
・メスピペット，駒込ピペット　適当数
・マイクロピペット（20〜100μl用）　各班×2
・マイクロピペット（200〜1000μl用）　各班×2

**試薬**

① 0.26Mショ糖溶液（教員が調製）

特級ショ糖（sucrose）92.5gを50mM $NaH_2PO_4$ 91mlと50mM $Na_2HPO_4$ 9mlの混合液に溶解し，等張ショ糖液をつくる．pH 6.1に調整し，精製水を加えて全量1,000mlとする．

② シアンメトヘモグロビン試薬（今回は作製しない）

③ 健常者血清（学生がグループ班で行う）

④ 50％健常者・患者赤血球浮遊液（学生がグループ班で行う）

**操作法**

| 試験管 | 1 | 2 | 3 |
|---|---|---|---|
| 健常者血清 | 0.05ml | 0.05ml | 0.05ml |
| ショ糖溶液 |  | 0.85ml | 0.85ml |
| 生理食塩液 | 0.85ml |  |  |
| 50％被検者赤血球液 | 0.1ml | 0.1ml |  |
| 50％健常者赤血球液 |  |  | 0.1ml |
| 37℃ 30分加温後，遠心して上清分離 ||||
| 上清に溶血を認める場合（溶血度の算出） ||||
| PNH患者例（溶血度） | 痕跡（＜2％） | 陽性（10〜80％） | 陰性（0％） |

健常者と被検者は同じ血液型，あるいは健常者がAB型であること．

ヘパリン・EDTAを抗凝固剤とした血液では偽陰性となる．

### A. 実習開始前（例：午後実習の場合は食事前）に班で採血をしておく

（学生検体，班単位で）

① 健常者となる学生採血1名　2ml：血清分離用試験管：健常者血清用
　　　　　　　　　　　　　　2ml：クエン酸Na試験管：健常者赤血球液用

② 被検者となる学生採血1名　2ml：クエン酸Na試験管：被検者赤血球液用

### B. 実習実施直前（クラス全体で行う）

① Aの①②の血液を遠心分離機にかける．（各班分集めて行う）

### C. 実習実施（「操作法」参照）（班単位で行う）

① Aの①の健常者の血清を小試験管に分離する．

② Aの①および②の各クエン酸Na採血の試験管から赤血球を分離し，生食で2回洗浄後，50％赤血球液をつくる．

　ⅰ：50％被検者赤血球液　ⅱ：50％健常者赤血球液

③ 操作法に従い，1〜3の試験管に健常者血清，ショ糖溶液，生理食塩液，赤血球液を添加する．

④ 37℃，30分（あるいは室温60分）加温後，遠心（2,000rpm，5分）して，上清を分離する．（肉眼で溶血の有無を判定する．）

⑤ 溶血を認めれば，540nmで比色し，溶血度％を算出する．（今回は行わない．）

　ブランク：健常者血清0.05ml＋ショ糖溶液0.85ml＋50％健常者赤血球液0.1ml

100％溶血液：健常者血清0.05ml ＋精製水0.85ml ＋50％健常者赤血球液0.1ml

溶血度％＝各上清の吸光度×100／100％溶血の吸光度

### シアンメトヘモグロビンで溶血度を測定する方法（文献3参照）

ブランク：健常者血清0.05ml ＋ シアンメトヘモグロビン試薬（あるいは生理食塩水）5ml

100％溶血液：50％健常者赤血球液0.1ml＋シアンメトヘモグロビン試薬 0.9ml

比色検体：試験管の遠心後上清0.1ml＋シアンメトヘモグロビン試薬 5ml

比色吸光度：540nm

溶血度計算：溶血度％＝各試験管の吸光度×100／100％溶血液の吸光度

計算式の分子を，（本試験の試験管吸光度－コントロールの試験管吸光度）×100で表現する方法もある．

**結果**

溶血度は，5％以下は陰性，5～10％は偽陽性，10％以上は陽性と判定する．PNHではショ糖溶液の添加で溶血を示すが，正常の場合は溶血しない．

**考察**

・「上清に溶血を認めた場合の溶血度の測定方法」について，「シアンメトヘモグロビン法」とともに「1％オルトトリジン酢酸液と1％過酸化水素水で測定する方法」（文献2）についても調べて考察する．
・FCM検査による赤血球の表面のCD55/59発現量の低下を証明する方法について，詳しく調べて考察する．
・溶血性貧血の診断の進め方を調べて考察する．

文献：
1) 浅野茂隆ほか監修：三輪血液病学．文光堂，2006，1172～1175．
2) 金井正光編：臨床検査法提要（改訂第32版）．金原出版，2009，346～348．
3) 奈良信雄ほか：臨床検査学講座／血液検査学（第2版）．医歯薬出版，2006，106～107．
4) 貧血検査．臨床検査MOOK No.2，金原出版，1980，182～129
5) Rosse, W.F. : Studies for paroxysmal nocturnal hemoglobinuria. Mcgraw-hill, New York, 1983, 1629.

（眞鍋紀子）

## 3 Ham 試験（酸性化血清試験）
(acidified serum test)

### 事前準備

①Ham試験の臨床的意義について述べることができる．
②PNH（発作性夜間ヘモグロビン尿症）診断法の他の方法を述べることができる．
③PNHの症因，臨床症状について述べることができる．

### 実習目標

溶血試験としてのHam試験の意義と，原理に合った操作法の手順を理解する．

### 検討課題

①Ham試験のデータについて，班で検討する．
②試験法の操作全体および判定についての注意点について，班で検討する．
　［まれな遺伝性疾患であるHEMPAS (hereditary erythroblastic multinuclearity with positive acidified serumlysis test)，別名CDA Ⅱ (congenital dyserythropoietic anemia Ⅱ) で偽陽性となることがある（ただし，砂糖水試験では陰性）など］
③最近のPNH診断検査について，班で検討する．
　［最近ではFCM検査によって，赤血球の表面のCD55/59発現量の低下を証明し，確定診断されることが多くなったなど］

**目的**　PNHは，後天性の膜異常のために，赤血球の自己補体に対する感受性が異常に亢進し，その結果，血管内溶血とそれに基づくヘモグロビン尿を引き起こす溶血性貧血である．本症の検査法としては砂糖水試験とHam試験があり，両者とも鋭敏であるが，特異性の面ではHam試験のほうが優れている．

**原理**　PNHは，特定の蛋白質を血液細胞膜につなぎ止めるglycosyl-phosphatidylinositol (GPI) アンカーの合成障害があるため，補体制御因子であるDAFあるいはCD55やCD59などが膜上に欠損し，補体感受性が異常亢進している．よって，酸性化で補体が活性化された条件化では溶血亢進がみられる．また，56℃，30分加熱血清では，補体不活性化のため，酸性化しても溶血能力はない．

**器具**
- 遠心分離機
- 恒温水槽（56℃）　各班
- 孵卵器（37℃）
- 分光光度計（今回は使用しない）
- メスピペット，駒込ピペット　適当数

・マイクロピペット（20～100μl用）　各班×2
・マイクロピペット（200～1000μl用）　各班×2

### 試薬調製

①0.2mol/l HCl（教員が調製）
②生理食塩液（教員が調製）
③シアンメトヘモグロビン試薬（今回は作製しない）
④健常者血清・健常者不活化血清（学生がグループ班で行う）
⑤50%健常者・患者赤血球浮遊液（学生がグループ班で行う）

### 操作法

| 試験管 | 本試験 | | | 対照試験（コントロール） | | |
|---|---|---|---|---|---|---|
| | 1 | 2 | 3 | 4 | 5 | 6 |
| 健常者血清 | 0.5ml | 0.5ml | | 0.5ml | 0.5ml | |
| 不活化健常者血清 | | | 0.5ml | | | 0.5ml |
| 0.2mol/l HCl | | 0.05ml | 0.05ml | | 0.05ml | 0.05ml |
| 50%被検者赤血球液 | 0.05ml | 0.05ml | 0.05ml | | | |
| 50%健常者赤血球液 | | | | 0.05ml | 0.05ml | 0.05ml |
| 37℃ 60分加温後，遠心して上清分離 | | | | | | |
| 上清に溶血を認める場合（溶血度の算出） | | | | | | |
| PNH患者例（溶血度） | 痕跡（<2%） | 陽性（10～80%） | 陰性（0%） | 陰性（0%） | 陰性（0%） | 陰性（0%） |

**A. 実習開始前（例：午後実習の場合は食事前）にグループ班で採血をしておく**（被検者・健常者とも学生検体）

①健常者となる学生採血1名
　8～10ml採血し，以下のように分けて室温放置
　6～8ml＝血清分離用試験管：健常者血清用
　2ml＝EDTA-2K採血管：健常者赤血球液用
②被検者となる学生採血1名
　2ml：EDTA-2K採血管：被検者赤血球液用

**B. 実習実施直前**

①Aの①および②の血液を遠心分離機にかける（全班分集めて行う）．
②56℃の恒温水槽の準備（各班）（班単位で行う）

**C. 実習実施（「操作法」参照）**（班単位で行う）

①Bの①の健常者血清を6本の小試験管に0.5mlずつ分注する．そのうちの2本（3と6）は56℃の恒温水槽で30分不活化する．健常者血清は，溶血度測定にも0.5ml必要である．
②Aの①および②の各EDTA-2K採血管から赤血球を分離し，生食で2

> 健常者と被検者は同じ血液型，あるいは健常者がAB型であること．

回洗浄後，50％赤血球液をつくる．
　　ⅰ：50％被検者赤血球液　　ⅱ：50％健常者赤血球液
③①と②のⅰ，ⅱの準備ができ次第，操作法に従って，0.2mol/ｌ HCl，各赤血球液を添加する．
④37℃，60分加温後，遠心（2,000rpm，5分）し，上清を分離する．（肉眼で溶血の有無を判定する．）
⑤溶血を認めれば，540nmで比色し，溶血度％を算出する．
　　ブランク：健常者血清0.05ml＋ショ糖溶液0.85ml＋50％健常者赤血球液0.1ml
　　100％溶血液：健常者血清0.05ml＋精製水0.85ml＋50％健常者赤血球液0.1ml
　　溶血度％＝各上清の吸光度×100／100％溶血の吸光度

**シアンメトヘモグロビンで溶血度を測定する方法**（文献3参照）
　　ブランク：健常者血清0.5ml＋シアンメトヘモグロビン試薬（あるいは生理食塩水）5ml
　　100％溶血液：50％健常者赤血球液0.05ml＋シアンメトヘモグロビン試薬 0.9ml
　　比色検体：試験管（1〜6）の遠心後上清0.5ml＋シアンメトヘモグロビン試薬5ml
　　比色吸光度：540nm
　　溶血度計算：溶血度％＝各試験管の吸光度×100／100％溶血液の吸光度

---

**結果**　溶血度が5％以下は陰性，5〜10％は偽陽性，10％以上は陽性と判断する．PNHでは，試験管2が5〜80％（多くは10〜50％）の溶血度を示し，試験管1に痕跡程度（0〜2％）の溶血を認めることがある．正常の場合は溶血を認めない．

---

**考察**　・「5-2　砂糖水試験」（p.47）と同様．

---

文献：
1) 浅野茂隆ほか監修：三輪血液病学（第3版）．文光堂，2005，1172〜1175．
2) 金井正光編：臨床検査法提要（改訂第32版）．金原出版，2009，346〜348．
3) 奈良信雄ほか：臨床検査学講座／血液検査学（第2版）．医歯薬出版，2006，107〜108．
4) 西村純一：発作性夜間血色素尿症—最近の動向．臨血，**48**：1312〜1319，2007．
5) 日本検査血液学会編：スタンダード血液検査学（第2版）．医歯薬出版，2008，110〜112．
6) 貧血検査．臨床検査MOOK No.2，金原出版，1980，182〜129．
7) Ham,T.H. & Dingle,J.H.：Studies on destruction of red blood cells Ⅱ．*J Clin Invest*, **16**：657〜672，1939．

（眞鍋紀子）

# IV

## 形態に関する検査

## IV 形態に関する検査

# 1 末梢血液標本の作製

### 事前準備

ガラスに血液を塗る（塗抹する）操作であるが，検出する目的により方法が異なる．たかがガラスに塗抹するだけの手技とはいうものの，種々条件がある．塗抹方法の種類と最適な塗抹条件について調べておくこと．

### 実習目標

適切に塗抹された標本から得られる情報は計り知れないものがある．不適切な標本では，情報量も半減するし，場合によっては診断を誤らせる結果にもなりかねない．十分に練習し，習熟しておく必要がある．

### 検討課題

極端に厚い標本や薄い標本を作製してみる．

**目的**
血液形態検査は，たかだか5μlという微量の血液を使用し，塗抹標本をつくり普通染色を施したあと，光学顕微鏡で種々細胞を観察するものである．現在行われている臨床検査のなかで，このような微量の血液量から得られる情報量は他の検査で匹敵するものはない．

熟練者はこの塗抹標本から，末梢血標本であれば，白血球，赤血球，血小板の概数，血栓症の有無やマラリアなど寄生虫感染の有無などの情報を得ることができる．また，骨髄標本であれば，白血病など造血器悪性腫瘍や特発性血小板減少性紫斑病などの診断はもちろんのこと，脂質代謝異常などに結びつく重要な情報を得ることができる．

**原理**
血液塗抹標本は，目的によって大きく2種類に分けられる．1つは細胞の詳細を観察する血液形態観察用の薄層塗抹標本，他の1つはマラリアやミクロフィラリアなど出現率が低い寄生虫検査用の濃塗（厚層）標本である．

血液検査室では一般的に薄層塗抹標本が用いられている．薄層塗抹標本作製には，用手法のウエッジ（載せガラス）法とカバースリップ（被いガラス）法がある．また，自動塗抹装置もあり，ウエッジ法とスピナー

(遠心塗抹)法がある．

本実習では最も多用されている用手法によるウエッジ法を行う．

**器具**

- 引きガラス（図Ⅳ-1）　各自1枚
    スメアスライドガラス（市販品）
    塗抹用スライドガラスの両端を切り落としたもの
    血球計算板用カバーガラスを塗抹用スライドガラスに貼り付けたもの
- ドライヤー，扇風機あるいは市販専用送風機など

図Ⅳ-1　引きガラスの種類[1]

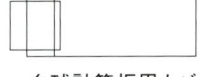

a：血球計算板用カバーガラスを接着剤またはセロファンテープでスライドガラスの一端に張り付けた引きガラス

b：スメアスライドガラス（市販品）

c：やや薄いスライドガラス（厚さ約0.7mm）の一端で，隅から4～5mmのところにヤスリなどで傷をつけ，折り取って作製する

d：22×22mmのカバーガラス

**準備**

①塗抹用スライドガラス　各自3枚（ただし練習用以外）
- 26×76mmで厚さが約1mmのものが一般的である．片方がフッ素加工（スリガラス様になっている）してあると，種々情報が書き込めるので便利である．
- ガラスからアルカリが溶出するものは染色後保存がきかないので，上質ガラスを使用する．
- 塗抹後染色しない標本は再利用する．その場合は約60℃の洗剤溶液に15～20分浸し，ガーゼなどで塗抹面を軽く拭き，お湯で洗剤を十分に洗い落とし，純メタノールで保存する．使用する場合は，脱脂した清潔なガーゼやキムワイプなどで拭き乾燥させて用いる．

②検体　2～3人で1本
- 抗凝固剤EDTA-2K（または3K）（1.5mg/ml）で静脈血を採取し用いる．採血の実習終了者であれば，学生同士お互いに採血する．

**操作法**

（図Ⅳ-2, -3, -4）

（右利きの場合）

①スライドガラスのスリガラス部分から長辺側約10mm中央に検体5μlを置く．

②スライドガラスを左手の親指と人差し指・中指で持つ（検体が人差し指・中指側）．

③引きガラスの両端を親指と中指で持ち，人差し指は引きガラスの中央に軽く添える．

④引きガラスを検体より親指側に置き，静かに検体に触れるまでスリガラス側に移動し，検体に触れたら止める．

図Ⅳ-2　引きガラスの持ち方[1)]

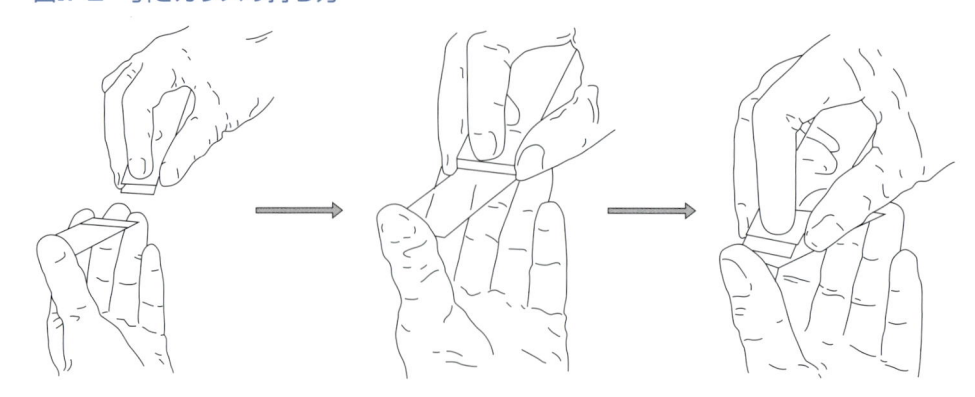

(安藤泰彦, 宮地勇人監修：イラストと写真で見る血液細胞の実践的読み方. 血液細胞アトラス-1, 東海大学出版会, 2000, 改変)

図Ⅳ-3　血液の採り方[1)]

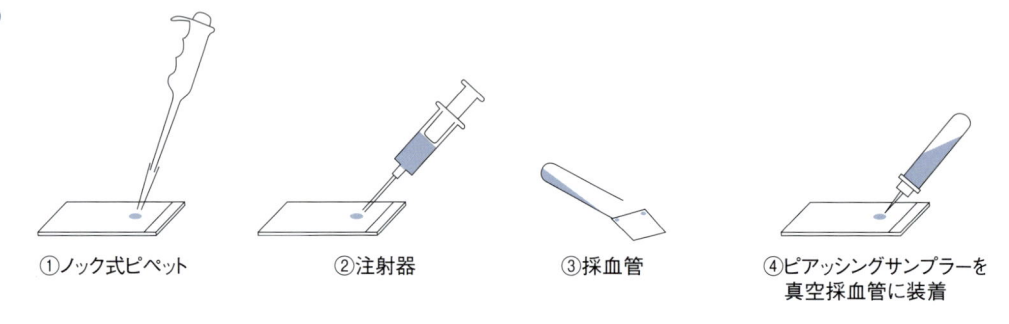

①ノック式ピペット　　②注射器　　③採血管　　④ピアッシングサンプラーを真空採血管に装着

図Ⅳ-4　血液薄層塗抹標本の作製法[1)]

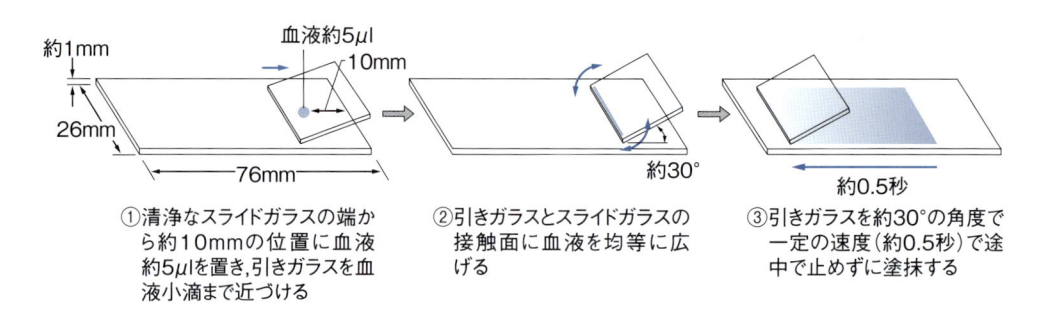

①清浄なスライドガラスの端から約10mmの位置に血液約5μlを置き, 引きガラスを血液小滴まで近づける

②引きガラスとスライドガラスの接触面に血液を均等に広げる

③引きガラスを約30°の角度で一定の速度 (約0.5秒) で途中で止めずに塗抹する

⑤引きガラスが血液に触れると左右均等に広がる（ただし, 引きガラスの血液が触れる部分をアルコール綿で清拭しておくことが重要である）. もし, 血液が左右均等に広がらない場合は引きガラスを上下に軽く動かす.

⑥引きガラスに血液が左右均等に広がったときの長辺側の血液の幅は約1mmである.

⑦引きガラスとスライドガラスの角度を30度に保持した状態で, スライドガラス上を滑らす感覚 (強く押しつけないで) で長辺側に一定速度で押し進める. 速度は引き始めから引き終わる (スライドガラスの親指まで到達する時間) までの時間が約0.5秒となるようにする.

⑧塗抹が終了したら, ただちに冷風で乾燥する. 冷風の強さは塗抹面が約10秒で乾燥する程度が適切である.

⑨標本のスリガラス部分に鉛筆で名前や染色名など情報を記入する.

| Ⅳ 形態に関する検査

**結果**
(図Ⅳ-5)

①塗抹面の長さと厚さ
・塗抹面の全長はスライドガラスの1/2～2/3とする．
・塗抹面の厚さは血球を観察する部分ができるだけ広くなるように作製する．血球観察部分とは，赤血球が均一で，かつ赤血球が2個以上重ならない部分が視野の50%以下のところである（塗抹標本の引き終わりから約1/3付近）．

②塗抹面の幅
・スライドガラス短辺両脇が約10%残るよう塗抹する．

③塗抹面の引き終わり
・引き終わりは必ずつくること．
・引き終わりは上下対称で直線になること．

④塗抹面の模様
・長辺方向にすだれ様の縞模様や塗抹面に抜け穴ができていないこと．

図Ⅳ-5　良好な塗抹標本（a）と不良な塗抹標本（b～i）[1]

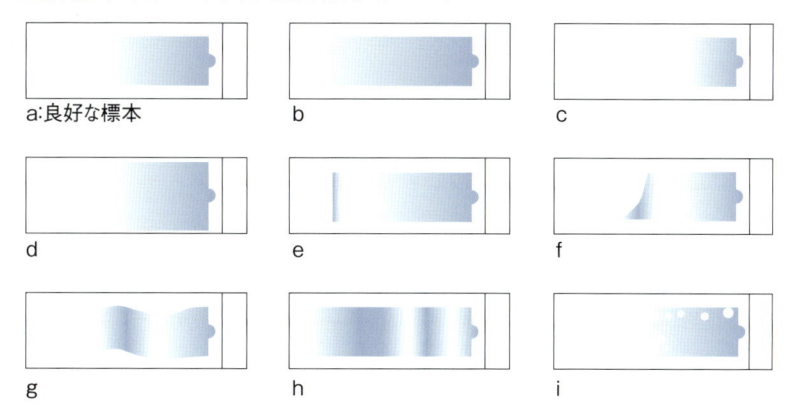

a:良好な標本　　b　　c
d　　e　　f
g　　h　　i

**考察**

①よい標本作製のための条件を考えてみよう．
②塗抹状態の良否は臨床的にどのような影響を及ぼすのだろうか考えてみよう．
・塗抹面の引き終わりがない．
・スライドガラスいっぱいに塗抹してある．
・塗抹面が縞模様になっている．

文献：
1) 奈良信雄ほか：臨床検査学講座／血液検査学（第2版）．医歯薬出版，2006，111～116．
2) 日本検査血液学会編：スタンダード検査血液学（第2版）．医歯薬出版，2008，118～120．

（東　克巳）

# IV 形態に関する検査

## 2 染色法

### 1 普通染色

**事前準備**

白血球の種類，普通染色とは何か，また染色の方法や原理について調べる．

**実習目標**

①適切なライト染色，ギムザ染色，ライト・ギムザ染色標本を作製する．
②試薬組成のどの色素が何を染めるか説明できる．

**検討課題**

pH6.4より酸性あるいはアルカリ性側の緩衝液を使用して染色してみる．

**目的**

「IV-1 末梢血液標本の作製」の項参照．

血球形態を観察，識別するためには，適切な塗抹標本作製と適切な染色が必要である．その基本となるのが普通染色である．普通染色にはライト（Wright）染色，ギムザ（Giemsa）染色，ライト・ギムザ（Wright-Giemsa）二重染色，メイ・グリュンワルド・ギムザ（May-Grünwald-Giemsa）二重染色がある．それぞれの染色の特徴を理解する．

本実習ではライト（Wright）染色，ギムザ（Giemsa）染色，ライト・ギムザ（Wright-Giemsa）二重染色を浸漬法（染色用バット方式）で行う．

**原理**

現在，一般的に用いられている普通染色法はロマノフスキー効果を応用した方法である．ロマノフスキーは，従来，塩基性色素で染色後に酸性色素で染めるなど別々に染色していたものを，両者を混合し染色すると単に青や赤に染色されるだけでなく多種の色調に染色されることを見出した．これがロマノフスキー効果で，種々改良され現在の安定した染色法が確立された．

その原理は以下のように説明されている．染色液の中に含まれるメチ

> 一度に多数の標本を染めるときは，標本カゴとひだなしの染色ビンを用いたドーゼ（浸漬）法にて行う．少数の標本を染めるときは，染色台を用いた上載せ法を行ってもよい．

レンブルーやアズールBなどのチアジン系色素およびエオジンYは，水溶液中ではその色素成分である塩基性色素のチアジン系色素は正（＋）に，また酸性色素のエオジンYは負（－）にイオン化する．細胞化学のメカニズムは種々考えられているが，イオン結合が最も大きく関与するとされている．

水溶液中で正（＋）に荷電するアズールBのような塩基性色素は，負（－）に荷電する核（DNAリン酸基）に結合し，紫色を呈する．また，リボソームのRNAリン酸基を含む好塩基性細胞質にはメチレンブルーが結合し淡青色に染まる．負（－）に荷電したエオジンYのような酸性色素は，正（＋）に荷電する赤血球，好酸球顆粒などアミノ基を多く含む部位に結合し，赤色を呈する．

好中球顆粒は塩基性色素と酸性色素がそれぞれ結合するか，または両者の化合物である中性色素が顆粒中の脂質に溶け込むと考えられている．

### 器具
グループ（4名）ごと
- 50mlひだつき丸型染色ビン（以下，染色ビンと略） 3個
- 500mlビーカー（水洗用） 1個

### 試薬
①1/15 mol/l pH6.4リン酸緩衝液：インスタント緩衝液（教員調製）

②1/150 mol/l pH6.4リン酸緩衝液（学生調製）：①を精製水で10倍希釈する．

③ギムザ原液：市販試薬

ギムザ希釈液（学生調製）：使用時，②の緩衝液50mlに③のギムザ原液2.5mlを駒込ピペットで採り，その駒込ピペットで静かにパンピング混和する．

④ライト原液：市販試薬

⑤ライト希釈液

②の緩衝液40mlに④のライト原液10mlを駒込ピペットで採り，静かにパンピング混和する．

〈パンピング〉
染色液を採った駒込ピペットを緩衝液の中で吸引したり排出することを繰り返す操作をすること．

### 操作法
＜ライト染色＞
①塗抹標本作製後，冷風乾燥．
②ライト原液45ml入り染色ビンに標本を2分間浸漬する．
③ライト希釈液45ml入り染色ビンの中で標本を上下に数回出し入れし，10分間浸漬する．
④水道水を入れた500mlビーカーで標本を上下に動かしながら15〜30秒水洗．
⑤冷風乾燥．

**＜ギムザ染色＞**

①塗抹標本作製後，冷風乾燥．
②純メタノール45ml入り染色ビンに標本を1〜2分間浸漬する．
③冷風乾燥．
④ギムザ希釈液45ml入り染色ビンに標本を20〜30分間浸漬する．
⑤水道水を入れた500mlビーカーで15〜30秒水洗．
⑥冷風乾燥．

**＜ライト・ギムザ二重染色＞**

①塗抹標本作製後，冷風乾燥．
②ライト原液45ml入り染色ビンに標本を2分間浸漬する．
③ギムザ希釈液45ml入り染色ビンの中で標本を上下に数回出し入れし，10分間浸漬する．
④水道水を入れた500mlビーカーで15〜30秒水洗．
⑤冷風乾燥．

**結果**
①ライト単染色では顆粒が鮮明に染め出されることを確認する．
②ギムザ染色では核が鮮明に染色されることを確認する．
③ライト・ギムザ二重染色では顆粒・核ともに鮮明に染色されることを確認する．

**考察**
①それぞれの染色所見の特徴および利点は何か．
②染色条件でpHが6.4より酸性側あるいはアルカリ側では全体の染め上がりはどのようになるか考えよう．
③白血球数が多い場合はどのような染色条件にしたらよいか考えてみよう．
④室温が極端に低い場合はどのような染色条件にしたらよいか考えてみよう．

文献：
1) 奈良信雄ほか：臨床検査学講座／血液検査学（第2版）．医歯薬出版，2006，118〜121．
2) 日本検査血液学会編：スタンダード検査血液学（第2版）．医歯薬出版，2008，126〜128．

（東　克巳）

# 2 特殊染色

特殊染色は，普通標本だけで細胞の判別ができない，あるいは普通染色での細胞判別の裏づけのために施行する．

特殊染色で最も注意すべき点は，目的とする特定の物質のみを検出することに優れていることである．すなわち，あるべきところにあるべき反応が局在的に認められ，そのほかには反応が認められないことである．外観上いかにきれいに染色されていても，特異性がなければ細胞判別を誤ることはもちろんのこと，診断や治療の選択を誤らせることになりかねない．

手技は当然のこと，臨床的意義も含めて習得しておく必要がある．

## A. ペルオキシダーゼ（peroxidase；POD）染色

### 事前準備

動物・植物など自然界のPODの存在物について調べてみる．

### 実習目標

POD染色の意義と原理を説明できるようになること

### 検討課題

今回はDAB（3,3'-diaminobenzidine）法を実習するが，他の基質の方法と陽性顆粒の色調を調べてみる．

**目的**　PODは動物・植物を問わず種々の生き物にみられる酵素である．血液検査では主に骨髄系細胞とリンパ系細胞の鑑別に使用されている．顆粒球系細胞は陽性を，リンパ球系細胞は陰性であることを利用している．特に急性白血病のFAB分類では必須の染色法の一つである．
POD検出の基質には種々あるが，本実習では国際標準法であるDAB法を行う．

**原理**　PODは，水素供与体の水素を水素受容体である過酸化物に転移される過程に作用する酸化還元酵素の一種である．水素受容体に過酸化水素を用い，PODの作用により水素供与体が酸化・重合を起こし，発色することにより存在を認識する．
POD検出の基質には発癌性のないベンチジン誘導体をはじめフルオレン誘導体，ナフトール誘導体，カルバゾール誘導体などがあり，またこれらの基質により発色色調も変わり必要に応じて基質を使い分ける．

| 器具 | グループ（4名）ごと<br>・染色用バット　1個<br>・染色台（ガラス棒2本をゴム管でつないだもの）　1個<br>・500mlビーカー（水洗用）　1個 |
|---|---|
| 試薬 | ①DAB染色キット（武藤化学）（学生調製）：各班2アンプル配布<br>　DAB 5mgをトリス緩衝液5mlで溶解し，3％過酸化水素溶液1滴を加える．<br>②後染色用染色液（学生調製）：ギムザ液（普通染色時のギムザ希釈液と同様の染色液）あるいはヘマトキシリン液 |
| 操作法 | ①塗抹標本作製，乾燥．<br>②固定：グルタルアルデヒド液で10秒（骨髄標本の場合は30秒）．<br>③水洗：500mlビーカーで30秒水洗．<br>④染色（反応）：3分（骨髄標本では5分）．<br>⑤水洗：500mlビーカーで30秒水洗．<br>⑥後染色：ギムザ染色，15分．<br>⑦水洗：500mlビーカーで30秒水洗．<br>⑧乾燥． |
| 結果 | 陽性顆粒は褐色を呈する．<br>①好中球：陽性，好酸球：強陽性，単球：弱陽性<br>②リンパ球：陰性 |
| 考察 | ①好中球系細胞のPODはどのような顆粒に含まれているのか．<br>②FAB分類でリンパ系白血病でもPOD 3％以下とあるが，リンパ系白血病芽球だからPOD陽性でもよいということなのだろうか．<br>③好中球で陰性のことがあるのだろうか．あるとすれば，どのようなことが考えられるか． |

〈固定液〉
メタノール　80ml
精製水　20ml
調整後，65mlに70％グルタルアルデヒド5mlを添加し，冷凍保存したもの．

## B. 好中球アルカリホスファターゼ（neutrophil alkaline phosphatase；NAP）染色

### 事前準備

アルカリホスファターゼとは何か，生体内における役割について調べておくこと．

### 実習目標

NAP染色の意義と原理について説明できる．

> **検討課題**
>
> 今回実習する以外の方法について調べてみる.

**目的**
NAP活性は慢性骨髄性白血病（CML）で低値を示し，重症細菌感染症など類白血病反応では高値を示すことから，両者の鑑別に有用である．また，各種疾患によってその活性が増減するので補助診断として使用されている．

**原理**
好中球アルカリホスファターゼ（neutrophil alkaline phosphatase；NAP）は主として成熟好中球の二次顆粒（特殊顆粒）に存在し，種々のリン酸モノエステルをアルカリ領域（pH8～10）で水解する酵素の一つである．

わが国ではもっぱら朝長法が用いられている．基質としてナフトールAS-MXホスフェート，ジアゾニウム塩としてファストブルーRR塩を用い，後者はナフトールと化合して青色のアゾ色素となって発色することを応用している．この反応をアゾ色素法とも呼ぶ．

基質のリン酸エステル（ナフトールAS-MXホスフェート）がNAPによって加水分解され，ナフトール産生物が生成される．それがジアゾニウム塩と化合し，不溶性の青色のアゾ色素を産生する．

$$\text{リン酸エステル} \xrightarrow{\text{NAP}} \text{ナフトール} + \text{リン酸} \xrightarrow{\text{ジアゾニウム塩}} \text{不溶性アゾ色素}$$

不溶性アゾ色素が酵素の局在部に沈着して青色顆粒として認められる．本染色は同じ成熟好中球でも反応の強さが違うため，スコアリング方式で半定量として表現できる．

**器具**
グループ（4名）ごと
・染色湿潤箱　1個（蓋つきで密閉できる箱に濾紙に水を含ませ，その上に塗抹標本が載るようにガラス棒2本を置く）
・500mlビーカー（水洗用）　1個

**試薬調製**
①アルホス染色キット（武藤化学）（学生調製）　各班2アンプル配布
・固定液調製：固定準備液アンプル10mlをメタノール90mlに加える．
・基質原液（原理参照）．基質としてnaphthol AS-MX phosphate 10mlでFast Blue RR 10mgを溶かす（用時調製）．

**操作法**
①塗抹標本作製，乾燥．
②固定：固定液で5秒（－3～－5℃に冷やしておく）．
③水洗：500mlビーカーで30秒水洗．
④染色（反応）：37℃，2時間（湿潤状態とする）．

⑤水洗：500mlビーカーで30秒水洗．
⑥後染色：1％サフラニンO液，2分．
⑦水洗：500mlビーカーで15秒水洗．
⑧乾燥．

**結果**

陽性顆粒は青黒色を呈する．

①判定

成熟好中球の陽性顆粒の数によって0型〜Ⅴ型の6種類に分類する．

　　0型：陽性顆粒なし（score 0点）
　　Ⅰ型：陽性顆粒が5個以下（score 1点）
　　Ⅱ型：陽性顆粒が30個以下（score 2点）
　　Ⅲ型：陽性顆粒が細胞質に不均一に分布（score 3点）
　　Ⅳ型：陽性顆粒が細胞質に均等に分布（score 4点）
　　Ⅴ型：陽性顆粒が細胞質に均等に密に分布（score 5点）

②陽性率（rate）：陽性好中球の（Ⅰ〜Ⅴ型）の百分率（％）

③陽性指数（score）：100個の好中球について各型好中球数とその点数の積の総和

　　陽性指数＝（0点×0型の個数）＋（1点×Ⅰ型の個数）＋（2点×Ⅱ型の個数）＋（3点×Ⅲ型の個数）＋（4点×Ⅳ型の個数）＋（5点×Ⅴ型の個数）

**考察**

①NAPは好中球のどこに存在するか．
②基準値はどうか．男女差はあるか．
③低値を示す疾患にはどのようなものがあるか．
④高値を示す疾患にはどのようなものがあるか．

## C. エステラーゼ染色

**事前準備**

エステラーゼとは何か，またその種類と生体内における役割について調べておくこと．

**実習目標**

2種類のエステラーゼ染色の意義と原理について説明できる．

**検討課題**

それぞれのエステラーゼ染色を使用した場合の白血病病型分類を考察してみる．

| 目的 | エステラーゼは，用いる基質により，アセテートやブチレートのような短鎖のエステルを分解する非特異的エステラーゼと，ナフトールAS-Dクロロアセテートのような長鎖のエステルを分解する特異的エステラーゼとに分けられる．両者は血球の染色性が著しく異なり，特に単球系と好中球が対照的な染色性を示すことが特徴的である．
単球系の非特異的エステラーゼ陽性像は，反応液にNaFを添加することによりほとんど完全に抑制される．この性質を使い分けると，単球，顆粒球，リンパ球の鑑別に役立つ． |

| 原理 | エステラーゼは脂肪酸エステルや芳香族エステルを基質として加水分解する酵素である．血液分野では主にアゾ色素法が行われる．$\alpha$-naphthyl butyrate（$\alpha$-NB）やnaphthol AS-D chloroacetate（NASDCLA）の合成基質から酵素作用で遊離した$\alpha$ナフトールやナフトールAS系物質がFast garnet GBC やFast blue BBなどのジアゾニウム塩とカップリングを起こしアゾ色素を形成して，酵素の局在部位に沈着発色することを応用したものである． |

| 器具 | グループ（4名）ごと
・染色湿潤箱　1個（蓋つきで密閉できる箱に濾紙に水を含ませ，その上に塗抹標本が載るようにガラス棒2本を置く）
・500mlビーカー（水洗用）　1個 |

| 試薬 | ①エステラーゼ染色キット（学生調製）　各班2アンプル配布
・Fast Garnet GBC 10mgを1/15Mリン酸緩衝液（pH6.3）9.5mlで溶解
・$\alpha$-NB液10$\mu$lをethylene glycol monomethyl ether（EGME）0.5mlで溶解
　上記を混合し，静かに転倒混和
・フッ化ナトリウム阻害試験液の調製
　NaFのバイアルに反応液3mlを加え，静かに転倒混和
②エステラーゼAS-D染色キット（学生調製）　各班2アンプル配布
・Fast Blue RR Salt 5mgを1/15Mリン酸緩衝液（pH7.4）9.5mlで溶解
・naphthol AS-D chloroacetate 1mgを$N, N$-ジメチルホルムアルデヒド0.5mlで溶解
　上記を混合し，静かに転倒混和 |

| 操作法1 | ＜エステラーゼ染色キット＞
①塗抹標本作製，乾燥．
②固定：固定液で30秒（4℃に冷やしておく）．
③水洗：500mlビーカーで30秒水洗． |

④染色（反応）：37℃，30分（湿潤状態とする）．
　　⑤水洗：500mlビーカーで30秒水洗．
　　⑥後染色：カラッチ・ヘマトキシリン染色，10分．
　　⑦水洗：500mlビーカー，5〜10分色出し．
　　⑧乾燥．

**結果 1**　陽性顆粒は褐色を呈する．
　①単球：ほとんどの細胞が細胞質全体に染まり，強陽性像を呈する．
　　NaF阻害試験：すべて陰性となる．
　②好中球：陰性のことが多い．やや粗大顆粒が数個みられる．NaF阻
　　害試験：顆粒は存在する．
　③リンパ球：陰性から，みられれば粗大顆粒が数個みられる．NaF阻
　　害試験：陰性から粗大顆粒が数個みられる．

**操作法 2**　＜エステラーゼAS-D染色キット＞
　①塗抹標本作製，乾燥．
　②固定：固定液で30秒（4℃に冷やしておく）．
　③水洗：500mlビーカーで30秒水洗．
　④染色（反応）：室温，15分．
　⑤水洗：500mlビーカーで30秒水洗．
　⑥後染色：カラッチ・ヘマトキシリン染色，10分．
　⑦水洗：500mlビーカー，5〜10分色出し．
　⑧乾燥．

**結果 2**　陽性顆粒は濃青色を呈する．
　①好中球：顆粒が細胞質に充満し強陽性像を呈する．
　②単球：陰性．
　③リンパ球：陰性．

**考察**　エステラーゼ染色において，正常細胞と白血病細胞など異常細胞の染色態度について考察してみる．正常細胞では陽性を示さないが白血病細胞では陽性を示すことに意義が見出せるものがある．

## D. periodic acid Schiff (PAS) 染色

**事前準備**

PASとは何か，また生体内における役割について調べておくこと．

## 実習目標

PAS染色の意義と原理を説明できる．

## 検討課題

今回は実施しないが，アミラーゼ消化試験について調べておく．

**目的**　PAS染色は組織中のグリコーゲン（多糖類）の証明法である．従来は，リンパ性白血病などの白血病細胞で陽性を示すことから利用されていた．しかし現在では，急性白血病分類の一つであるFAB分類M6（赤白血病）の病型分類に利用されている．正常赤芽球はPAS染色陰性であるが，M6の赤芽球では陽性を示すことに意義がある．

**原理**　多糖類のグリコール基を過ヨウ素酸で酸化すると，2分子のアルデヒド基が生じる．これにシッフ試薬を作用させると赤から紅色に発色する．

**器具**　グループ（4名）ごと
- 染色用湿潤箱　1個
- 染色台（ガラス棒2本をゴム管でつないだもの）　1個
- 500mlビーカー（水洗用）　1個
- 50ml丸型染色ビン

**試薬**　①PAS染色キット　各班2セット配布（1セットは下記のとおり）．
- 固定液
- 1％過ヨウ素酸
- シッフ試薬
- 亜硫酸水
- ヘマトキシリン液

**操作法**
①塗抹標本作製，乾燥．
②固定：固定液（10％ホルマリンメタノール液）で10分．
③流水水洗：50ml丸型ドーゼに標本を入れ，静かに水道水を流し，15分水洗．
④染色（反応）：1％過ヨウ素酸液で10分．
⑤水洗：500mlビーカーに精製水をとり5分水洗．これを2回繰り返す．
⑥染色（反応）：シッフ試薬を塗抹面がおおうように載せ，湿潤箱で37℃，30分．
⑦亜硫酸処理：亜硫酸水を塗抹面がおおうように載せ，5分間静置．これを3回繰り返す．

⑧水洗:50ml丸型染色ビンで精製水による水洗,5分.
⑨核染:ヘマトキシリン液15分.
⑩色出し:50ml丸型染色ビンに標本を入れ,静かに水道水を流し,1分流水水洗後,10分静置(約60℃の温水に5分でも可).
⑪乾燥.

**結果**

陽性顆粒は赤から紅色を呈する.
①好中球:陽性
②単球:弱陽性
③リンパ球:陰性がほとんど.陽性の場合は細顆粒状
④血小板:微細顆粒状陽性

**考察**

PAS染色で,正常細胞と白血病細胞など異常細胞の染色態度について考察してみる.正常細胞では陽性を示さないが白血病細胞では陽性を示すことに意義が見出せるものがある.

文献:
1) 奈良信雄ほか:臨床検査学講座/血液検査学(第2版).医歯薬出版,2006,121〜129.
2) 日本検査血液学会編:スタンダード検査血液学(第2版).医歯薬出版,2008,128〜133.

(東　克巳)

### IV 形態に関する検査

# 3 | 末梢血塗抹標本の観察

**事前準備**

白血球の種類とそれぞれの血球の働きを説明できるように調べておく．

**実習目標**

末梢血液に存在する白血球5種類をスケッチし，それぞれ細胞の特徴が説明できるようになる．

**検討課題**

①白血球100個分類する．
②それぞれの白血球の絶対数を算出する．

**目的**
血液疾患では，まず末梢血の血球算定（血算）検査が行われると同時に，末梢血液像も行われる．たかだか5 μlの全血で作製される塗抹標本から得られる情報は，現在の臨床検査では最も多大である．1枚の末梢血塗抹標本で診断が決定する疾患と隣り合わせにあり，また，1個の細胞の判定を見誤ることで重大な事態を引き起こしかねない．すなわち，ときとして不正確あるいは不適切な検索や判定が患者の生命を左右することもありうる．

熟練者はこの塗抹標本から，白血球，赤血球，血小板の概数，血栓症の有無やマラリアなど寄生虫感染の有無などの情報を得ることができる．

本実習では，基本的な白血球判別と分類および赤血球形態の観察を行う．

**観察順序**
塗抹標本観察の順序は以下のようである．
①標本の肉眼での観察／②弱拡大（100倍）による観察／③中拡大（200〜400倍）による観察／④強拡大（600〜1,000倍）による観察
それぞれについて観察の内容が異なるので，簡単に説明する．

<標本の肉眼での観察>

少なくとも顕微鏡で観察する前に，以下の項目について肉眼で確認する．

①「Ⅳ-1　末梢血液標本の作製」の項（p.52）でも説明したが，塗抹標本の塗抹面はスライドガラスの1/2から2/3の長さに作製されていることを確認する．
②細胞の引き終わりがあり，しかも最終引き終わり部分が短辺方向と平行であることが望ましい．
③標本面に傷や汚れがないことを確認する．
④適切な標本であれば，染色性が薄ければ貧血が，濃ければ多血が考えられる．末梢血の血算検査データと比較してみる．
⑤標本全体に青みが強く見える場合は，白血病など造血器腫瘍や異常タンパクの増加が考えられる．血算検査や臨床化学データと比較してみる．

＜弱拡大（100倍）による観察＞
①細胞の分布状態や伸展具合はどうか確認する．
②白血球数の概数と赤血球観察による貧血の有無の観察をする．
③3血球系統（赤血球，白血球，血小板）の凝集やフィブリン析出の有無を確認する．
④標本の両脇や引き終わりを観察し，特に癌細胞の有無を確認する．
⑤白血球分類に適した場所の選択を行う．血球観察の最適視野は，標本の引き終わり約1/3付近で，赤血球分布が均一であり，隣接しているが重なり合わないか，赤血球2個の重なりが50％以下の場所とする．この場所を確認し，白血球百分率の算出を開始する．

＜中拡大（200～400倍）による観察＞
①赤血球形態

正常赤血球の直径は7～8μmであるから，それより大きいか小さいかを判別する．正常赤血球と小型赤血球の混在の大小不同があるのか，大型赤血球との混在の大小不同では臨床的意義が異なるので，しっかり判別する必要がある．赤血球形態（菲薄赤血球，球状赤血球，標的赤血球，分裂赤血球，涙滴赤血球，有口赤血球など）は診断と直結することもあるので注意して観察する．

また，正常赤血球の色調はピンク色から淡赤橙色である．やや青みがかった灰白色に染まる多染性赤血球は網赤血球に相当する血球で健常者でも1％前後みられる．

赤血球の封入体（Howell-Jolly小体，好塩基性斑点，Pappenheimer小体，シュフナー斑点など）の観察も重要である．

アーチファクトとして，物理的な力による赤血球形態異常，乾燥が悪い場合の小型変形赤血球や固定液不良による赤血球内のピンホール様空胞などは判別しなければならない．

②血小板形態

正常血小板の直径は2～3μmである．血小板の大小不同も重要な臨床的意義がある．赤血球大の大型血小板では骨髄異形成症候群，

May-Hegglin（メイ・ヘグリン）異常やBernard-Soulier（ベルナール・スーリエ）症候群，2μm以下ではWiskott-Aldrich（ウィスコット・オールドリッチ）症候群などが考えられる．

細胞質は無色か淡灰白色に赤紫色の無数のアズール顆粒がみられる．顆粒が少ない場合は骨髄異形成症候群やgray-platelet症候群などが考えられるので詳細な観察を行う．

### ③白血球形態

以下に正常末梢血白血球形態の特徴を説明する．

- 桿状核好中球

    細胞の大きさ：12〜15μm

    核形：バナナ状で細長

    核クロマチン構造：粗大凝集塊

    細胞質：淡橙色

    顆粒：無数の微細な淡褐色の二次顆粒

- 分葉核好中球

    細胞の大きさ：12〜15μm

    核形：正常な場合は2分節以上5分節までみられる

    核クロマチン構造：粗大凝集塊

    細胞質：淡橙色

    顆粒：無数の微細な淡褐色の二次顆粒

- 好酸球

    細胞の大きさ：13〜17μm

    核形：正常の場合，2分節がほとんど．分節の先端が丸みをおびている

    核クロマチン構造：粗大凝集塊

    細胞質：顆粒を除くと，淡青色透明

    顆粒：橙色に染まる粗大均一な顆粒が細胞質に充満

- 好塩基球

    細胞の大きさ：10〜15μm

    核形：核上に顆粒があるため不明瞭

    核クロマチン構造：核上に顆粒があるため不明瞭

    細胞質：顆粒がない部分では無色透明の細胞もみられる

    顆粒：黒紫青色，ピンク色，空胞様で大小不同が著明

- 単球

    細胞の大きさ：13〜22μm

    核形：類円形，腎形，馬蹄形など一定な形態を示さず不整形が特徴

    核クロマチン構造：細かい粒状で，ときに結節状のクロマチンがみられる

    細胞質：豊富で灰青色で不透明なスリガラス状．大小の空胞がみられることが多い

顆粒：紫赤色の微細なアズール顆粒が多数存在
　・リンパ球
　　　細胞の大きさ：9〜15μm
　　　核形：円形から類円形
　　　核クロマチン構造：濃染し，構造は不明瞭．均一無構造様にみえる
　　　細胞質：狭く淡青色で透明
　　　顆粒：ほとんどみられない．存在する場合は明瞭な大小のアズール
　　　　　　顆粒

## ＜強拡大（600〜1,000倍）による観察＞

白血球分類あるいは弱拡大，中拡大で観察中に，不明な細胞や封入体を有する細胞など確認が必要なときには，必ず強拡大で観察する．

実習では細胞の細部まで詳細に観察するので，白血球分類は1,000倍で分類すること．

### 白血球百分率

| | | |
|---|---|---|
| 好中球桿状核球 | | ％ |
| 好中球分葉核球 | | ％ |
| 好酸球 | | ％ |
| 好塩基球 | | ％ |
| 単球 | | ％ |
| リンパ球 | | ％ |

文献：
1) 奈良信雄ほか：臨床検査学講座／血液検査学（第2版）．医歯薬出版，2006，131〜140．
2) 日本検査血液学会編：スタンダード検査血液学（第2版）．医歯薬出版，2008，137〜141．

（東　克巳）

IV 形態に関する検査

# 4 骨髄標本の作製

骨髄検査は，末梢血血球数の減少や形態的異常が認められたとき，あるいは白血病など造血器悪性腫瘍が疑われるときなどに施行される．骨髄検査には，骨髄血を採取する方法（aspiration）と，骨髄組織を採取する方法（biopsy）がある．血液検査分野では前者の処理が主で，後者は病理検査の対象となる．骨髄検査は，1回の採取で，細胞数や塗抹標本などの検査以外に，染色体，免疫学的細胞抗原検査（細胞マーカー検査），遺伝子検査など多種類の検査も同時に行われることが多い．臨床検査技師には骨髄穿刺は許可されていない．しかし，採取された試料の処理や標本の観察は重要な仕事である．骨髄検査は末梢血検査と異なり患者に多大な侵襲を与える検査であり，その試料の取り扱いには特に注意しなければならない．骨髄検査の穿刺や試料処理は学内実習で経験することはない．しかし，臨地実習では多くの施設でベッドサイドでの見学実習を取り入れているので，概略の把握は重要である．

## 事前準備

①骨髄の基本的な構造について調べておくこと．
②末梢血液成分との違いなども調べておくこと．

## 実習目標

骨髄血は末梢血と違い，簡単に，かつ頻繁に採取されるものではない．また，末梢血と異なり凝固しやすいため，手際よく迅速に標本を作製できなければならない．白血病の確定診断のために行われることが多く，標本は最低十数枚作製する必要がある．

## 検討課題

末梢血と異なり，細胞数が多かったり粘稠度が高かったりするので，厚い標本や薄い標本を作製するための条件を検討してみる．

**目的**　骨髄塗抹標本は目的によって大きく2種類に分けられる．1つは細胞の詳細を観察する形態観察用の薄層塗抹標本，他の1つは骨髄での細胞密度の評価のための圧挫伸展標本（crushed particle smear）である．圧挫伸展標本は，骨髄採取時に末梢血の混入があると正確な骨髄の評

価ができないこと，癌の骨髄浸潤がある場合などでは薄層塗抹標本より発見しやすいことなどの理由で必ず作製される．

本項では，薄層塗抹標本ウエッジ法の注意点と圧挫伸展標本作製について紹介する．

**方法**

ウエッジ法は原則的には末梢血塗抹標本作製と同様である．しかし骨髄血塗抹標本は，末梢血塗抹標本と異なり，抗凝固剤を使用しないで1回の穿刺で標本を十数枚作製することが基本である．骨髄血は末梢血と比較し凝固する時間が早いため，迅速に手際よく処理しないと必要枚数を作製することができない．また，有核細胞数が多いこと，粘稠度が高いことなどより，末梢血標本より薄く塗抹するのがポイントである．標本を薄く作製する条件については「IV-1　末梢血液標本の作製」の項（p.52）参照のこと．

圧挫伸展標本は骨髄の小組織（particle）を2枚のスライドガラスでサンドイッチのように挟み込み，押しつぶして伸展させる．

**器具**

・ドライヤー，扇風機あるいは市販専用送風機など

**準備**

①スライドガラス　各自2枚
・26×76mmで厚さが約1mmのものが一般的である．片方がフッ素加工（スリガラス様になっている）してあると種々の情報が書き込めるので便利である．
・ガラスからアルカリが溶出するものは染色後保存がきかないので上質ガラスを使用する．
・塗抹後染色しない標本は再利用する．その場合は約60℃の洗剤溶液に15〜20分浸し，ガーゼなどで塗抹面を軽く拭き，お湯で洗剤を十分に洗い落とし，純メタノールで保存する．使用する場合は脱脂した清潔なガーゼやキムワイプなどで拭き，乾燥させて用いる．

**操作法**
（図IV-6）

①1枚のスライドガラスに骨髄小組織を数個，置く．
②他のスライドガラスを上から重ねる．
③小組織が広く伸展していないようであれば軽く圧迫する．
④小組織が広く伸展したら，両方のスライドガラスを長辺方向に左右に引き離す．
⑤塗抹が終了したら，ただちに冷風で乾燥する．本標本の場合は塗抹面が厚いので，よく乾燥させることが重要である．
⑥標本のスリガラス部分に鉛筆で情報を記入する．

図Ⅳ-6 圧挫伸展標本の作製法[1]

スライドガラスに組織小塊を載せる

別のスライドガラスを上に重ねて組織小塊が広がったら、スライドガラスを左右に平行に引き離す

圧挫伸展標本

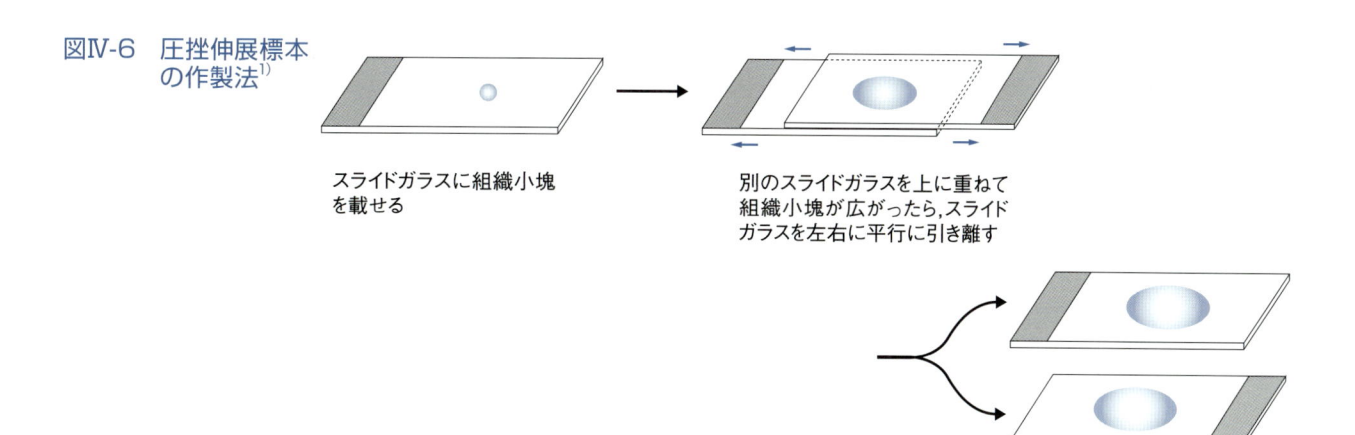

**結果**　①塗抹面に小組織片が丸く伸展しているのが良好な標本である．

**考察**　骨髄穿刺の際，末梢血の混入がみられることがあるが，その見分け方と対処の仕方について考察してみる．

文献：
1) 奈良信雄ほか：臨床検査学講座／血液検査学（第2版）．医歯薬出版，2006，116～118．
2) 日本検査血液学会編：スタンダード検査血液学（第2版）．医歯薬出版，2008，120～125．

（東　克巳）

IV 形態に関する検査

# 5 骨髄像の観察

骨髄像は骨髄での造血の状態を把握できるように思われるが，検体として採取される量はわずか0.5 ml前後で，全身の造血のほんの一部でしかないことを念頭におかなければいけない．また，骨髄の造血の場は年齢によって異なり，したがって穿刺部位により造血状況は大きく異なることも理解しておかなければならない．しかも骨髄像の細胞分類はわずか500〜1,000個で，その観察部位は標本の一部にしかならないので，分類の評価には注意が必要である．したがって，骨髄像の評価は少なくとも弱拡大で標本の全体について観察する必要がある．

**順序**
薄層塗抹標本観察の順序は以下のようである．
①標本の肉眼での観察／②弱拡大（100倍）による観察／③中拡大（200〜400倍）による観察／④強拡大（600〜1000倍）による観察
それぞれについて観察の内容が異なるので簡単に概説する．

### ＜標本の肉眼での観察＞

作製された標本でまず確認することは，小骨髄片（particle）があるかどうかの確認である．小骨髄片が存在すれば骨髄が採取された証拠でもある．小骨髄片がみられない場合は，骨髄が採取されていないか，末梢血の混入が考えられる．また，標本に脂肪滴などがみられれば骨髄が採取されている．脂肪滴が大量に認められれば再生不良性貧血が疑われる．

普通染色された標本で標本全体がやや青みが強いときは，たとえば白血病のような有核細胞数の増加や，多発性骨髄腫のような血中タンパク（特に$\gamma$-グロブリン）の増加が考えられる．

以上のように，染色前の標本や普通染色を施行した標本を肉眼で観察するだけでも骨髄の採取状況などの情報が得られるので，必ず観察することを心がける．

### ＜弱拡大（100倍）による観察＞

弱拡大の観察は骨髄標本観察の最も重要な部分である．骨髄標本観察の70%を費やすくらい時間をかけて観察する．弱拡大観察の最大の目的は，その標本が骨髄を評価するための標本であるかの判断である．

細胞の分布状況から，骨髄が採取されているのか，末梢血の混入があるのかの判断を行う．通常，普通染色は2枚以上染色するが，すべて

の標本を観察する．また，固形癌や悪性リンパ腫の転移疑いで骨髄検査が行われた場合は，標本の隅から隅まで観察することが重要である．

### ＜中拡大（200〜400倍）による観察＞

骨髄標本の中拡大での観察の最大の目的は，造血細胞の成熟状況をみることである．多くの細胞を観察し，その標本での特徴や異常所見など大まかな状況を把握することに専念する．以下に観察のポイントを概説する．

①細胞密度の状況

骨髄検査では塗抹標本以外に有核細胞数や巨核球数などのカウントを行うが，その値と標本の細胞密度に矛盾がないか確認する．また，末梢血の血球数と矛盾がないか確認する．低形成の場合は，小骨髄片を探してその周辺の細胞の状況を確認し，末梢血の混入なのか本当に骨髄が低形成なのか判断する．有核細胞数や骨髄の造血状態の把握は，凝固した骨髄穿刺液試料を病理検査へ依頼し組織切片によるHE染色（hematoxylin and eosin stain）標本で行うことが推奨される．また，圧座伸展標本を作製しておくと，塗抹標本に細胞が少なくても圧座伸展標本の小骨髄片を参考にできる．

②顆粒球系細胞の把握

顆粒球，特に好中球系細胞について，幼若細胞から成熟細胞まで正常な成熟過程が整っているかを確認する．

③赤芽球系細胞の把握

顆粒球系細胞と同様，正常な成熟過程が整っているかを確認する．

④顆粒球系細胞と顆粒球系細胞の増殖状況の把握

顆粒球と赤芽球のおおよその比率（M(G)/E＝2〜3:1）の把握を行う．芽球の数，造血細胞の増殖状況や成熟状況の観察も行いながら，大体のM(G)/Eを推定しておく．

⑤異常細胞出現の把握

白血病細胞，癌細胞などの腫瘍細胞や細胞質に多量の空胞を認める異常なマクロファージの出現があるか，病原体の有無について確認する．

⑥間質細胞の把握

マクロファージ，線維芽細胞や肥満細胞の増加や形質細胞の増加があるかの確認を行う．

### ＜強拡大（600〜1,000倍）による観察＞

中拡大で適切な細胞観察場所を確認したら，強拡大で骨髄像の百分率算定を行う．

---

**分類**　骨髄像検査の基本的な細胞の観察および骨髄細胞分類について述べる．細胞の観察の基本的な着眼点は，細胞の大きさ，核のクロマチン構造，核小体，細胞質，顆粒である．

好中球系細胞と赤芽球系細胞の幼若細胞から成熟細胞の特徴を概説する．

### ①好中球系

・骨髄芽球

　細胞の大きさ：12〜20μm

　核形：円形

　核クロマチン構造：繊細，網状

　核小体：楕円形で，淡青色から白く抜けて2〜5個認める

　細胞質：細胞質色調は塩基好性が強い（遊離ポリリボソームに富むため）

　顆粒：認められない

・前骨髄球

　細胞の大きさ：15〜25μmとかなり大小がある

　核形：円形

　核クロマチン構造：繊細から粗い凝集を認めるものまで存在

　核小体：骨髄芽球と同様に認めるが，成熟するにつれて明らかでなくなる

　細胞質：細胞辺縁で塩基性に富む．核の周りは核周明庭が存在するため白く抜ける．細胞後半では核の周りからピンク色〜淡橙色に見えてくる

　顆粒：暗紫褐色のアズール顆粒（一次顆粒）がみられる．直径は大きなもので0.1μmである．この顆粒はペルオキシダーゼ陽性顆粒で，骨髄芽球のGolgi装置で産生される．いくつかが融合して明確な顆粒となるのは前骨髄球からである

・骨髄球

　細胞の大きさ：12〜20μm

　核形：円形

　核クロマチン構造：粗い結節状の凝集がみられるようになる

　核小体：通常みられない

　細胞質：初期段階の細胞質色調は，細胞辺縁では灰青色を呈し，核周囲がピンク色から淡橙色を呈する．細胞後半になると，ほとんどがピンク色から淡橙色を呈する

　顆粒：微細なピンク色ないし淡褐色の特殊顆粒（二次顆粒）の産生が始まる．初期段階では，特殊顆粒の産生が少なく，しかも核周囲の領域に存在する．赤紫色の一次顆粒も少数認められることがある

・後骨髄球

　細胞の大きさ：12〜18μm

　核形：核の中央に窪みができて腎形になる

　核クロマチン構造：粗大で結節状の凝集となる

核小体:なし
細胞質:ほとんどがピンク色から淡橙色を呈する
顆粒:微細な淡褐色

### ②赤芽球系

・前赤芽球
　細胞の大きさ:18〜30μm
　核形:類円形
　核クロマチン構造:細顆粒状
　核小体:2〜3個(不整形)
　細胞質:豊富なRNAために細胞質は塩基好性が強く染まる
　顆粒:みられない

・塩基好性赤芽球
　細胞の大きさ:12〜18μm
　核形:円形
　核クロマチン構造:細顆粒状の中に粗大化した凝集塊を少数認める
　核小体:通常認められない
　細胞質:前赤芽球の細胞質より強く染色される
　顆粒:みられない

・多染性赤芽球
　細胞の大きさ:9〜12μm
　核形:円形
　核クロマチン構造:粗大顆粒状から結節状の凝集塊
　核小体:なし
　細胞質:細胞質内RNAの塩基性と,ヘモグロビンの好酸性で赤く染まり,両者が混合され灰紫色の多染性に染まる
　顆粒:みられない

・正染性赤芽球
　細胞の大きさ:7〜12μm
　核形:円形
　核クロマチン構造:濃縮し均質無構造
　核小体:なし
　細胞質:赤血球と同色のピンクから赤橙色を呈する
　顆粒:みられない

文献:
1) 奈良信雄ほか:臨床検査学講座／血液検査学(第2版). 医歯薬出版, 2006, 140〜142.
2) 日本検査血液学会編:スタンダード検査血液学(第2版). 医歯薬出版, 2008, 141〜151.

(東　克巳)

# V

# 血小板・凝固・線溶検査

Ⅴ 血小板・凝固・線溶検査

# 1 血小板機能検査

## 1 出血時間

**事前準備**

出血時間の臨床的意義や影響を及ぼす要因を調べる．また，測定法であるDuke法，Ivy法および型板Ivy法それぞれについて，参考基準値や問題点を調べる．

**実習目標**

一定の切創を加えることができ，最初の血斑の大きさを直径1cm程度にできる．

**検討課題**

Duke法では，耳朶を穿刺する際に，よく揉んでから穿刺した場合と，揉まずに行った場合とで出血時間に差があるかどうかグループで検討し，その結果を考察する．

**目的** 一次止血における異常をスクリーニングするための検査法で，毛細血管の性状や機能（弾力性・収縮性）および血小板の数と機能（粘着能，凝集能，放出能）が主として関与する．特に，血小板機能を反映することから，血小板機能異常のスクリーニングにおいて重要な検査である．

**原理** 皮膚に切創をつくり，湧出する血液を濾紙で吸い取りながら，止血するまでの所要時間を測定するものである．切創が一定にならないと再現性のある結果が得られないため，血圧を一定にしたり，型板を用いたりするなどの工夫がなされている．

**器具** Duke法の場合はディスポーザブルランセットまたは外科用メス（フェザー替刃No.11），消毒綿，円形濾紙，ガーゼ，秒時計，Ivy法ではそのほかに血圧計を用意する．型板Ivy法を応用した方法としてディスポーザブル製品にシンプレート®があったが，現在わが国では市販されていない．

**操作法** 図V-1参照.

図V-1 Duke法. 耳朶穿刺法と測定結果例

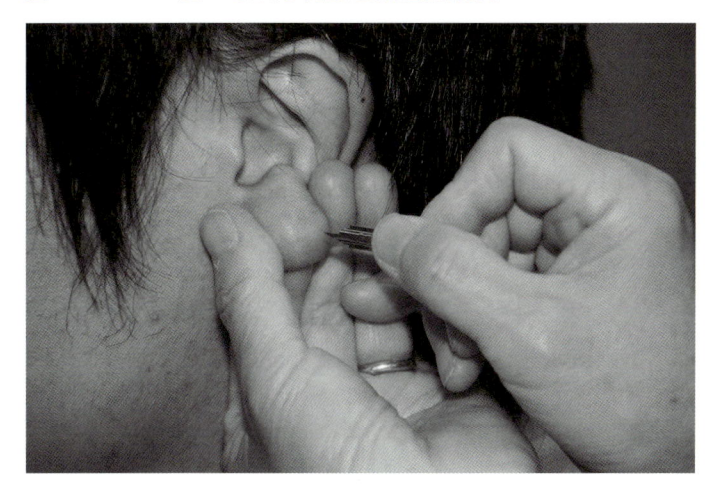

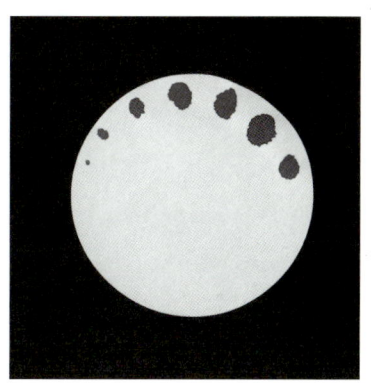

**結果** 血斑の大きさが1mm以下になったら終了. 血斑の数に30秒を掛けた値が出血時間となる. 基準値以下の短時間に止血した場合は穿刺が十分に行われていない可能性もあるので, 再検査を要する. 一方, 10分以上を示す場合は測定を中止し, 実習指導者に連絡して止血のための処置を行う. その際, 10分後の血斑が最大時の半分程度であれば中等度延長, はじめのころの大きさと変わらないようであれば, 10分以上, 高度延長とする.

**考察** ①出血時間を左右する個体差について考える.
②アスピリンなどの血小板機能を抑制する薬剤を服用している場合, 出血時間が延長する. 服薬をどのくらい前から中止して検査を行うべきか, 血小板寿命や血小板産生に要する時間などを考慮する.

文献:
1) 浅野茂隆ほか監修:三輪血液病学(第3版). 文光堂, 2005, 1968〜1976.
2) 渡辺清明, 小野文子:血小板機能検査—現状と問題点. 臨床病理, **40**:507〜514,1992.
3) 高久史麿監修:臨床検査データブック 2005-2006. 医学書院, 2005, 348.

(小河原はつ江)

## 2 毛細血管抵抗試験

### 事前準備

毛細血管抵抗試験には陰圧法と陽圧法があるが，それぞれの特徴と出血斑が出現する機序を調べる．

### 実習目標

陽圧法では，中間血圧で5分間加圧する際のチアノーゼ，痛みやしびれなどを体験し，検査時に患者に負担がかかることを実感する．また，点状出血斑の判定方法を理解する．

### 検討課題

ペアを組んで，お互いに検査を体験する．

**目的** 皮膚表在性の小血管および毛細血管の抵抗性を検査する方法で，血管性紫斑病など血管壁の透過性の亢進や脆弱性の亢進を調べるために実施する．毛細血管の脆弱性には血小板も密接に関係し，血小板減少の場合に，毛細血管抵抗の減弱を認めることが多い．

**原理** 陽圧法は駆血帯により毛細血管内圧を増加させ，毛細血管や細小静脈より，血管外に赤血球が漏れやすいかどうかを判定する方法である．一方，陰圧法は皮膚の吸引による血管外からの圧の変化に対する毛細血管壁の態度をみる方法である．

**器具** 陽圧法の場合，血圧計，聴診器，秒時計，判定用ガラス板（一端から4cmの位置に直径2.5cmの円を描いたもの）を用意する．陰圧法では佐藤の紫斑計（いわしや製）や加藤・上林の簡易溢血斑定量器などを用いる．後者は20mlの注射器の尖端に短い肉厚のゴム管（長さ10cm，吸引時へこまない厚さのもの）を接続し，その先端に小型のロート（直径3.2cm）を連結したものを準備する．

Ⅴ 血小板・凝固・線溶検査

| 操作法 | 図Ⅴ-2, -3参照 |

### 図Ⅴ-2-1 陽圧法[1]

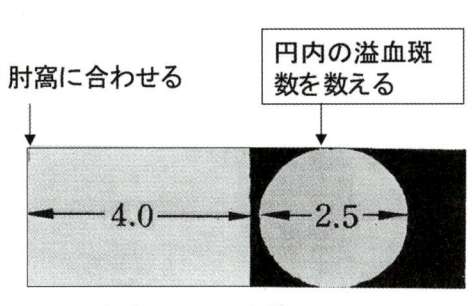

- 肘窩に合わせる
- 円内の溢血斑数を数える
- 4.0
- 2.5
- 判定用スライドガラス

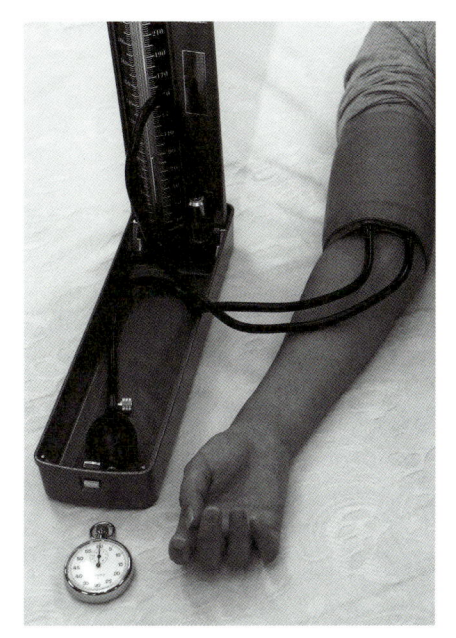

中間血圧で5分間加圧

### 図Ⅴ-2-2 陰圧法（佐藤の紫斑計）

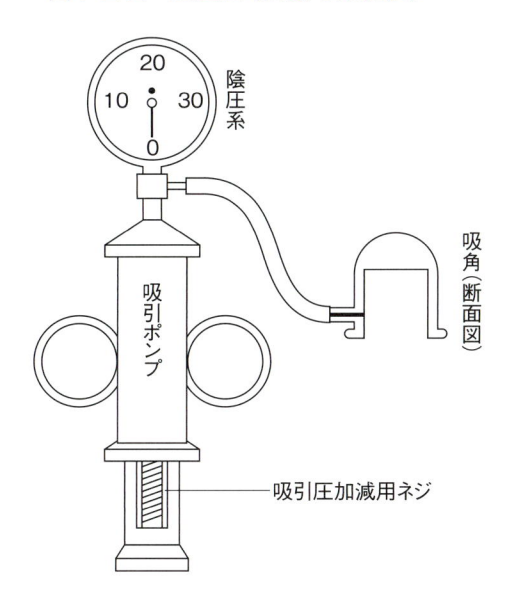

- 陰圧系
- 吸角（断面図）
- 吸引ポンプ
- 吸引圧加減用ネジ

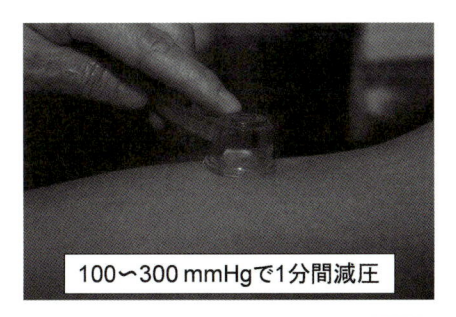

100〜300 mmHgで1分間減圧

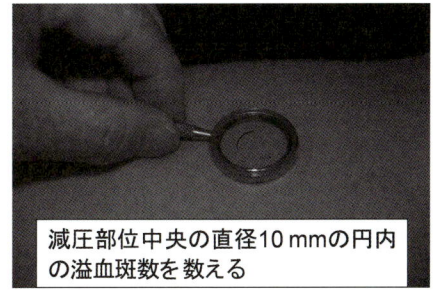

減圧部位中央の直径10 mmの円内の溢血斑数を数える

図V-3　簡易溢血斑定量器（加藤―上林）

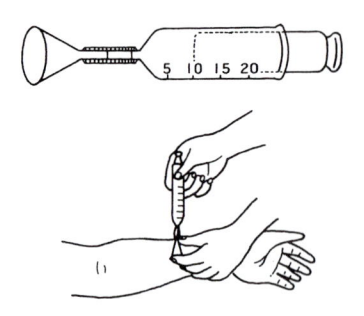

10mlの目盛まで一気に吸引し,1分間保持する.1分後加圧を解除し,吸引部分の溢血斑数を数える.溢血斑の算定には陽圧法で用いた判定用スライドガラス（図V-2）を吸引部分にあて,同じように判定する.

（吉沢新平,磯部淳一:臨床検査技術学11 血液検査学(第3版)医学書院.1998,173）

**結果**　陽圧法（Rumpel-Leede試験のWright-Lilienfeld変法）では，前腕内側で内径2.5cmの円内に点状出血10個以下が基準．11～20個で境界域（1＋），20個以上は（2＋）陽性である．溢血斑はスライドガラスなどで圧迫しても消失しない．生理的変動が大きいので注意を要する．女性は月経前に抵抗性の減弱をみることがある．陰圧法の場合，正常者では100mmHgの陰圧ではほとんど陰性か，1～2個程度である．300mmHg陰圧で30個以下は正常，30～60個を境界値，60個以上を病的とする．

**考察**　毛細血管抵抗試験は血管組織の脆弱性や血管の透過性が関与するが，血管だけではなく血小板や凝固・線溶因子も関与する．血管性，血小板性，混合性に分けて，毛細血管抵抗の減弱する疾患を調べる．

文献：
1) 小酒井望編：日常検査法シリーズ2　血液凝固（第3版），医学書院，1978，14.
2) 高久史麿監修：臨床検査データブック 2005-2006．医学書院，2005，349.
3) 金井泉原著，金井正光編著：臨床検査法提要改訂第31版，金原出版，1998，388～390
4) 吉沢新平，磯部淳一：臨床検査技術学11　血液検査学（第3版），医学書院，1998，173.

（小河原はつ江）

## 3 血小板機能検査（粘着能，凝集能，放出能）

### 事前準備
血小板機能検査の種類，検査法および検体の準備，保存方法について学習する．

### 実習目標
1グループ4〜6人で実習する．検査用の検体は，グループの1人から3.2％クエン酸ナトリウム入り真空採血管（4.5 ml）で2本（計9 ml）採血し，それぞれの血小板機能検査を分担して実習する．

### 検討課題
グループで次の項目を検討する．
① 血小板粘着能は，採血後ただちに実施した場合と，室温に1時間放置後，実施した場合とを比較する．
② 血小板凝集能において，PRPをそのまま使用した場合と，血小板数を調整して実施した場合とを比較検討する．

**目的** 血小板無力症，Bernard-Soulier（ベルナール・スーリエ）症候群などの先天性血小板機能異常症の診断は粘着能，凝集能，放出能における検査結果を総合して判定する（**表V-1**）．凝集能では凝集惹起物質を変えて凝集パターンを比較し，それぞれの試薬で血小板機能が発現する機序を関連づけて理解する．

以下，原理・器具などについてはそれぞれの項目ごとに示す．

表V-1 先天性血小板機能異常症

| 機能異常 | 障害部位 | | 疾患名 |
|---|---|---|---|
| 粘着障害 | コラーゲン粘着<br>血管内皮下<br>組織への粘着 | コラーゲン異常<br>血小板異常<br>血漿異常 | Ehlers-Danlus 症候群<br>Bernard-Soulier 症候群<br>von Willebrand 病 |
| 凝集障害 | ADP凝集<br><br>リストセチン凝集 | 血小板異常<br>血漿異常<br>血小板異常<br>血漿異常 | 血小板無力症<br>無フィブリノゲン血症<br>Bernard-Soulier 症候群<br>von Willebrand 病 |
| 放出障害 | ストレージプール欠乏<br><br><br>放出機構異常<br><br><br><br>ヌクレオチド代謝異常症 | | 特発性異常<br>Hermansky-Pudlak 症候群<br>Chédiak-Higashi 症候群<br>Wiskott-Aldrich 症候群<br>May-Hegglin 異常<br>シクロオキシゲナーゼ欠乏症<br>トロンボキサン合成酵素欠乏症<br>糖尿病1型<br>フルクトース1,6ジホスファターゼ欠乏症 |

## A. 粘着能

**原理**

コラーゲン付着プラスチックビーズを詰めたカラム内へクエン酸加血液を一定速度で通過させ，その前後で血小板数を測定して，カラム内に残った血小板の比率を計算により求め，粘着（停滞）の程度を判定する．

**器具**

- 3.2%クエン酸ナトリウム入り真空採血管（4.5 ml用） 2本
- EDTA塩入り真空採血管 2本
- 2.5 ml用プラスチックシリンジ
- コラーゲンコートプラスチックビーズ管（プラビーズカラム，アイエスケー社）（図V-4） 1本
- インジェクターポンプ（ISKシリンジポンプ） 1台（ない場合は用手法で実施）
- 血小板数測定用として赤血球メランジュール，ビュルケル・チュルク計算板，湿潤室，数取器，位相差顕微鏡を準備する．

図V-4 プラビーズカラム

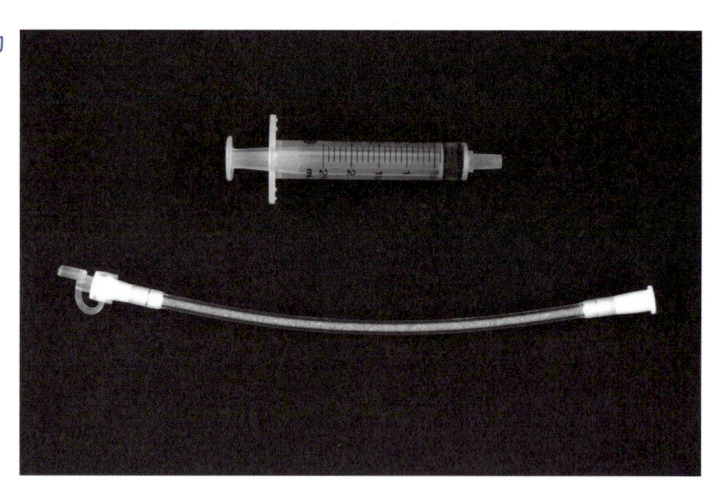

**試薬**

1%シュウ酸アンモニウム液を各グループで作製し，使用直前に濾過しておく．光学顕微鏡を用いる場合は，リース・エッカー液（クエン酸ナトリウム 3.8 g，ブリリアントクレシル青 0.05 g，中性ホルマリン 0.2 ml，蒸留水 100 ml）を使用してもよい．（ただし，保存によりホルマリンがギ酸に変化するので，長期保存は不可．）

**操作法**

図V-5のように実施し，カラム通過前後の血液について，各自血小板数測定を行う．用手法で行う場合は，2.5 mlプラスチックシリンジにクエン酸ナトリウム加血液 2.5 mlを取り，Aの試験管に 1 mlを入れる．残り 1.5 mlをプラビーズカラムに接続し，0.75 ml/分の速度で押し出す．押し出した血液はBの試験管で受け取り，混和する．その後，AとBの血小板数を測定し，粘着（停滞）率を求める．

図V-5 血小板粘着能の測定法

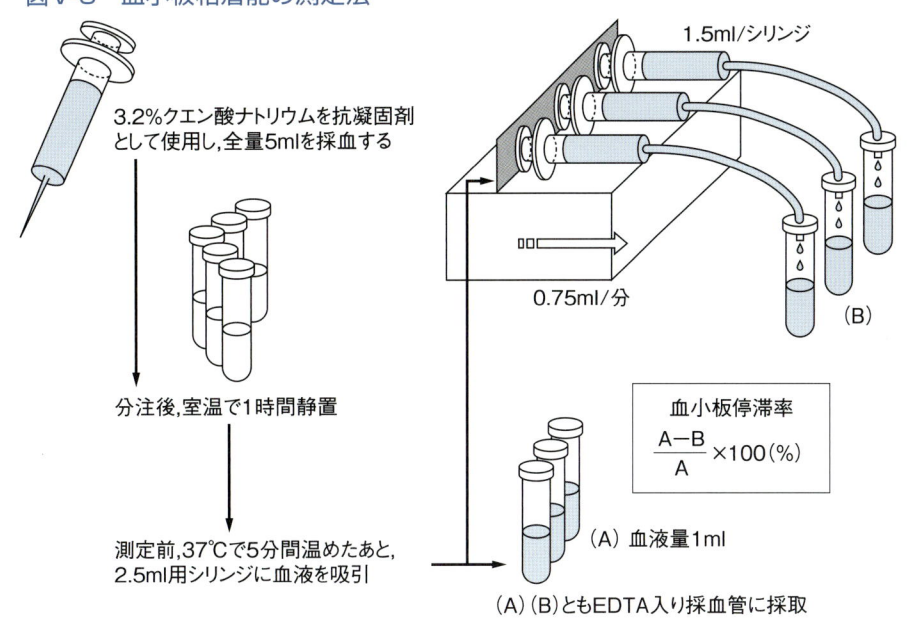

3.2％クエン酸ナトリウムを抗凝固剤として使用し，全量5mlを採血する

分注後，室温で1時間静置

測定前，37℃で5分間温めたあと，2.5ml用シリンジに血液を吸引

1.5ml/シリンジ
0.75ml/分

血小板停滞率
$\dfrac{A-B}{A} \times 100 (\%)$

(A) 血液量1ml
(A)(B)ともEDTA入り採血管に採取

**結果** カラム通過前の血小板数をA，通過後の血小板数をBとしたとき，次式により，粘着（停滞）率を求める．

$$粘着（停滞）率 = \dfrac{A-B}{A} \times 100 \ (\%)$$

## B. 凝集能

**原理** 凝集能は多血小板血漿（platelet-rich plasma；PRP）に各種血小板凝集惹起物質を添加し，濁度の変化を光学的に検出，記録し，描かれた凝集パターンから血小板凝集能を評価する．

**器具**
・3.2％クエン酸ナトリウム入り真空採血管（4.5ml）
・PRP分離用ピペットチューブ
・マイクロピペット（1,000 μl用，100 μl用）
・血小板凝集計（Lumi-aggregometer, Chronolog社）．

**試薬** 保存液は教員があらかじめ準備し，冷凍保存しておく．使用時，解凍した保存液を学生が生理食塩水で添加濃度まで希釈する．

・ADP：ADP 1 mgを蒸留水1 mlに溶解し，1 mg/ml（2 mM）の原液を$-20℃$以下で凍結保存．使用時，室温で溶解し，生理食塩水で100 μM，10 μMになるよう希釈する．最終濃度1〜10 μMで使用する．
・エピネフリン：エピネフリン（東京化成社）3.3 mgを蒸留水10 mlで溶解し，1 mM溶液を作製．最終濃度1〜10 μMで使用する．
・コラーゲン：コラーゲン懸濁液（Chronolog社，1 mg/ml）を生理食

塩水で希釈し，100，10μg/mlの溶液を作製し，氷水中に保存．添加する際はよく混和してから添加する．最終濃度は1〜10μg/mlで使用する．

・リストセチン：硫酸リストセチン（Lundbeck社）100 mgに生理食塩水3.3 mlを加え，4℃で保存する（30 mg/ml）．最終濃度1.2 mg/mlないし1.5 mg/mlで使用する．

**操作法**

図V-6, -7参照．

**Dual aggregometer Model C-500（Chronolog社）を用いた血小板凝集能測定の手順**

①測定約15分前にメインスイッチをONにする．

②温度が37 ± 0.2℃に温まったことを確認する．

③キュベットに乏血小板血漿（platelet-poor plasma；PPP）450μlを入れ，凝集計のヒーターブロック内のPPP専用部分に入れる．

④テフロン加工したマグネチック・スターラバー1個をキュベットに入れ，ここにPRP 450μlを入れて保温槽で3〜5分加温する．

⑤その後，このPRP入りキュベットをヒーターブロック内のPRP専用部分に入れる．

⑥測定部のフタを閉め，1,000 rpmで撹拌する．

⑦レコーダのペンをセットしたのち，基線設定ボタンを押すと，自動的にPPPの透光度が100（PPP基線）に設定され，離すとPRPの透光度0（PRP基線）に設定される．

⑧レコーダの紙送り速度が10 mm/minであることを確認し，紙送りを開始する．

⑨凝集惹起物質50μlを静かにPRPキュベット内に添加し，ただちにフタを閉める．

⑩刺激後の凝集曲線を5〜10分観察して1回の検査を終了する．

〈凝集惹起物質〉
添加した凝集惹起物質はこの段階で10倍に希釈される．
低濃度と高濃度（例えば1μMと10μM）を組み合せて判定するとよい．

図V-6　PRPおよびPPPの分離

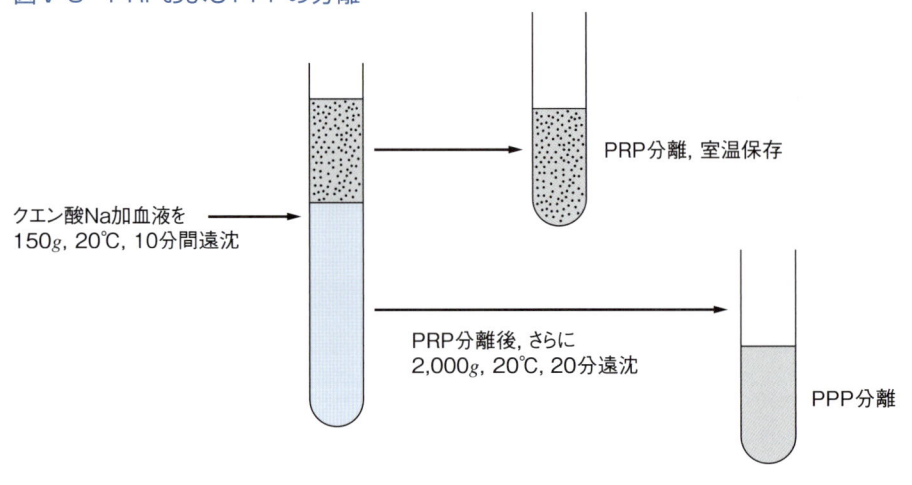

クエン酸Na加血液を150g, 20℃, 10分間遠沈 → PRP分離，室温保存

PRP分離後，さらに2,000g, 20℃, 20分遠沈 → PPP分離

（容器類はすべてシリコン処理器具またはプラスチック器具使用）

### 図V-7　血小板凝集計の原理と凝集パターン[4]

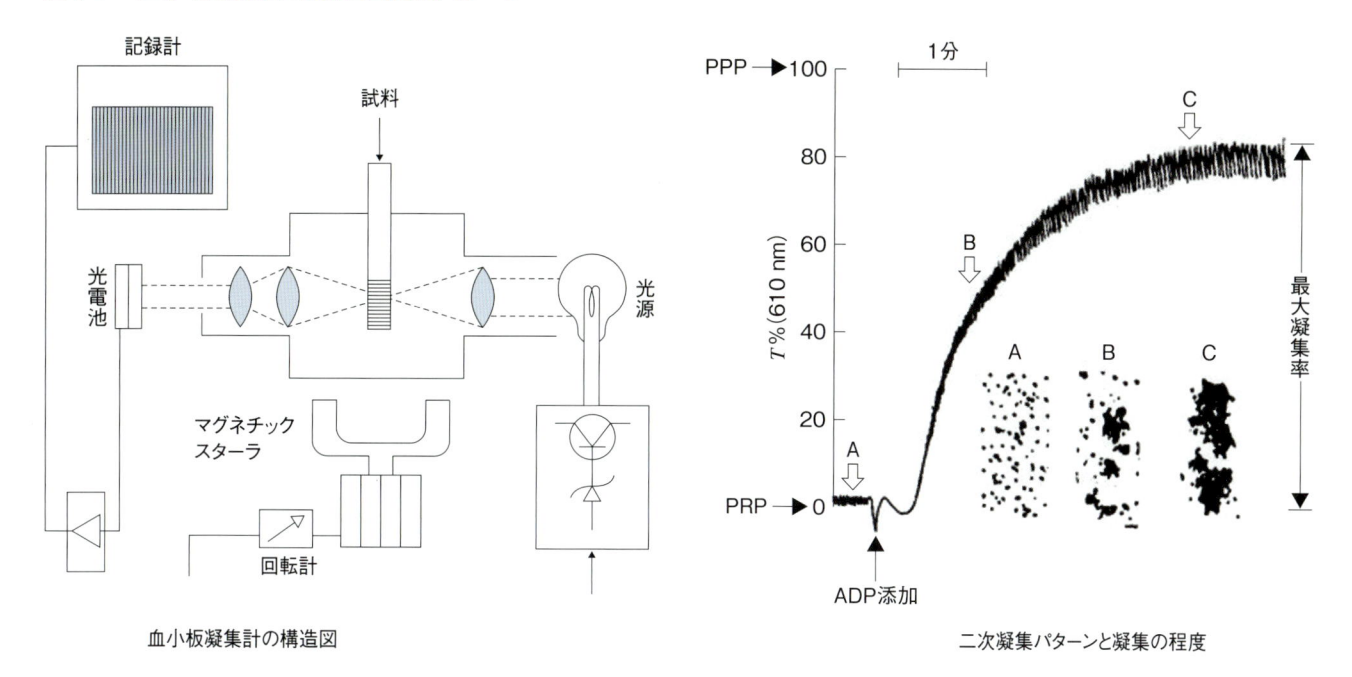

血小板凝集計の構造図

二次凝集パターンと凝集の程度

⑪凝集惹起物質を変えて行う場合は，新しいキュベットとPRPを用意し，④から実施する．PPPは同一検体であれば，そのまま使用する．

**結果**　凝集曲線をもとに最大凝集率を求める（**図V-7参照**）．
また，凝集パターンが解離型（一次凝集型），一次凝集・二次凝集型，二次凝集型のいずれであるか判別する．
ADP凝集能において，低濃度で二次凝集型を認めたような場合は，凝集能の亢進が疑われる．高濃度でも凝集がみられない場合は，凝集能の低下ないし欠如を考える．

## C. 放出能

**原理**　$^{14}C$-セロトニンを能動的に取り込ませたあと，血小板凝集反応を惹起し，放出される$^{14}C$-セロトニンを液体シンチレーションカウンタで測定する方法もあるが，学生実習では血小板凝集反応の際に放出されるATPを，ルシフェリン・ルシフェラーゼ反応を用いて検出する方法が適していると思われる．ただし，この方法も発光を検出できる装置を備えている血小板凝集計が必要である．

**器具**　「血小板凝集能」の項に同じ．

**試薬**
- 血小板凝集能用試薬およびルシフェリン・ルシフェラーゼ試薬（クロノリューム，Chronolog社）
- ATP標準液

**操作法**
① 発光チャンネルのゲインスイッチを×0.2に合わせる．
② 0.9 mlの検体をキュベットに分注する．
③ 0.1 mlのクロノリュームを分注し，キュベットを測定部に挿入したあとスライドを閉める．
④ レコーダのゼロ調整つまみで発光チャンネルの基線を設定する．
⑤ スライドを開き，惹起物質を添加してただちにスライドを閉める．
⑥ 必要があれば，測定終了後，既知濃度のATP標準液を加えて放出量を算出する．

**結果**
ADPやコラーゲンで刺激し，凝集反応を行いながら，ATPの放出をレコーダで記録する．ATP標準液を添加することにより，その高さの比からATP放出量を定量することも可能である（**図V-8**）．

### 図V-8　ATP放出能定量法

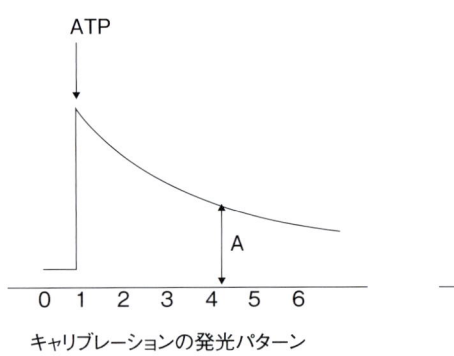

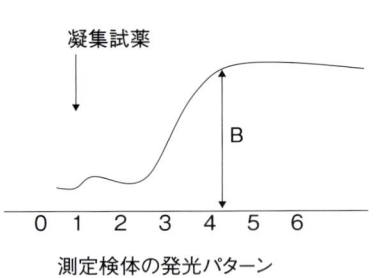

キャリブレーションの発光パターン　　　測定検体の発光パターン

A：既知濃度（2 μM）のATPによるキャリブレーションカーブから読んだ一定時間後（4分後）の値
B：測定検体の発光パターンから読んだ放出ピーク時（4分後）の値

$$放出ATP濃度 = \frac{B}{A} \times 2$$

**考察**
血小板粘着能，凝集能および放出能について参考基準値と異なる結果が得られた場合，検体のサンプリングの良否や保存状態，技術的なミスの有無，血小板凝集計の不具合，血液提供者の服薬の有無などを調べ，考察する．

文献：
1) 金子誠，尾崎由基男：コラゲンビーズカラム法による血小板停滞率．血栓止血誌，**16**：319～325, 2005.
2) 松野一彦：血小板凝集能．臨時増刊/止血・血栓検査のすべて，*Medical Technology*, **13**(7)：664～672, 1985.
3) 新倉春男：血小板放出能．臨時増刊/止血・血栓検査のすべて，*Medical Technology*, **13**(7)：678～684, 1985.
4) 古沢新平，磯部淳一：臨床検査技術学11　血液検査学（第3版）．医学書院，1998, 195～197.

（小河原はつ江）

## 4 血餅収縮能

**事前準備**

血餅収縮能検査の臨床的意義，測定法の種類，基準値等について調べる．

**実習目標**

全血を用いる方法と多血小板血漿（PRP）を用いる方法がある．それぞれの方法のメリット・デメリットを理解できる．

**検討課題**

析出血清量を量る際には注意が必要である．結果に影響を及ぼしやすい操作あるいは正しい結果を出すための工夫などを考える．

**目的**
血小板無力症のスクリーニング検査および病型分類の指標として有用である．

**原理**
①Macfarlane法（全血法）：静脈血を採取し，目盛付き試験管に入れて血液凝固を確認した後，一定時間放置する．その後，血餅を静かに取り出し，析出した血清量から血餅収縮率を計算により求める．

②Castaldi変法（PRP法）：試験管にPRPをとり，トロンビンを加えて一定時間放置する．血小板・フィブリン塊が収縮して血清と分離するので，ピペットで血清を取り出し，その量を測定する．上記と同様，血餅収縮率を計算により求める．

**器具**
- Macfarlane法：10 ml目盛り付きガラス遠心管，針金付きゴム栓（図9参照），5 ml 採血用注射器および採血針（20Gないし21G），37℃恒温槽
- Castaldi変法：3.2％クエン酸ナトリウム入り真空採血管（4.5 ml用）2本，50単位/mlトロンビン液（生理食塩水で調整して作製），内径10 mmガラス小試験管，遠心器，37℃恒温槽

**操作法** 図V-9 Macfarlane法（全血法）

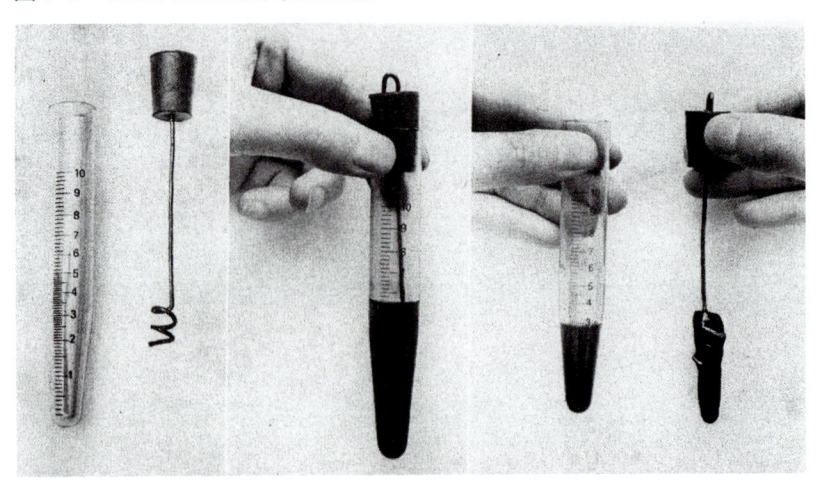

①静脈血を約6 ml採取し，目盛付きガラス遠心管に正確に5 ml入れる．
②鉤型針金の付いたゴム栓（コルク栓でもよい）をして，37℃恒温槽に入れる．
③血液凝固完了後，さらに1時間静置する．
④1時間静置後，しずかに針金付きゴム栓をはずして引き上げ，血餅を取り除く．
⑤試験管内に残った血清量（S ml）を読み取る．

■Castaldi変法（PRP法）

①クエン酸ナトリウム入り真空採血管で採血し，50×gで15分間，室温で遠心し，多血小板血漿（PRP）を分離する．その後，PRPの血小板数を算定しておく．
②PRPを採取した残りの血液をさらに2,000×gで30分間遠心して，乏血小板血漿（PPP）を分離する．
③PRPをPPPで希釈し，血小板数を20万/$\mu$lに調整する．
④ガラス小試験管に調整済みPRPを1 mlとり，37℃恒温槽に入れる．
⑤数分加温した後，50単位/mlトロンビン液0.2 mlをPRPに加え，37℃に1時間静置する．
⑥フィブリン塊が収縮し，血清が分離するので，ピペットで血清を取り出して，血清量（X ml）を測定する．

**結果** Macfarlane法では析出血清量はヘマトクリット値の影響を受けるので，Tocantins法によりヘマトクリット補正を行い，下記の計算式で血餅収縮率を求めるとよい．

$$血餅収縮能 = S/\{5 \times (1 - Ht/100)\} \times 100 \ (\%)$$

Castaldi変法では血小板・フィブリン塊の収縮率を下記の式により求める．

$$血餅収縮能 = X/1.2 \times 100 \ (\%)$$

**考察** 血餅収縮は血小板膜の糖蛋白GPⅡb/Ⅲaとフィブリンが結合し，その後，血小板内の収縮蛋白が機能し，フィブリン網を収縮させることによって起こる．その過程で血餅内に取り込まれていた血清が外に析出するので，この量を測定して評価する．血餅収縮能に影響する因子や，その異常によって起こる疾患を調べる．

なお，簡易法として，全血凝固時間を測定した後，さらに1時間37℃恒温槽に静置して血餅収縮能を調べることもできる（Stafanini-Dameshek法）

文献：
1) 河合忠，竹中道子著「血液凝固」第3版，医学書院，1978．
2) 金井正光監修　奥村伸生，戸塚実，矢冨裕編集「臨床検査法提要」改訂第33版，金原出版株式会社，2010．

（小河原はつ江）

# 2 凝固検査

Ⅴ 血小板・凝固・線溶検査

## 1 プロトロンビン時間
(prothrombin time ; PT)

### 事前準備

①cascade waterfall sequence凝固機序を復習しよう．
②実習の目的と意義をよく理解し，試薬・器具などを準備する．
③INRの求め方とその意義について予習しよう．
④硫酸バリウム（水酸化アルミニウムゲル）で吸着される凝固因子の種類とその性状について調べよう．

### 実習目標

①PTの検査法の基本操作ができる．
②PTの検査意義および臨床的意義について理解し，それらの説明ができる．
③PT-INRについての説明ができる．
④凝固因子の硫酸バリウム吸着についての説明ができる．

**目的** プロトロンビン時間の測定方法と臨床的意義を理解する．また，成績の表示方法の違いについて学ぶ．

クエン酸加血漿に組織トロンボプラスチンと$Ca^{2+}$を加えて血漿が凝固するまでの時間を測定することにより，外因系凝固能（cascade waterfall sequence 凝固機序）を総合的に検査する（図Ⅴ-10）．また，経口抗凝血剤療法の服用量のモニタリングとして用いる．市販PT試薬には組織トロンボプラスチン製剤の製品差を是正するためWHOの基準試薬の力価を1.0として算出されたISI（international sensitivity index）が添付されている．PT比（患者の凝固時間を正常基準血漿の凝固時間で除した値）にISIを乗じてINRを得ることにより，組織トロンボプラスチン製剤の違いによる成績の差を是正する．

## 図V-10 cascade waterfall sequence凝固機序とPT, APTTおよびトロンビン時間測定

☐ : 測定試薬

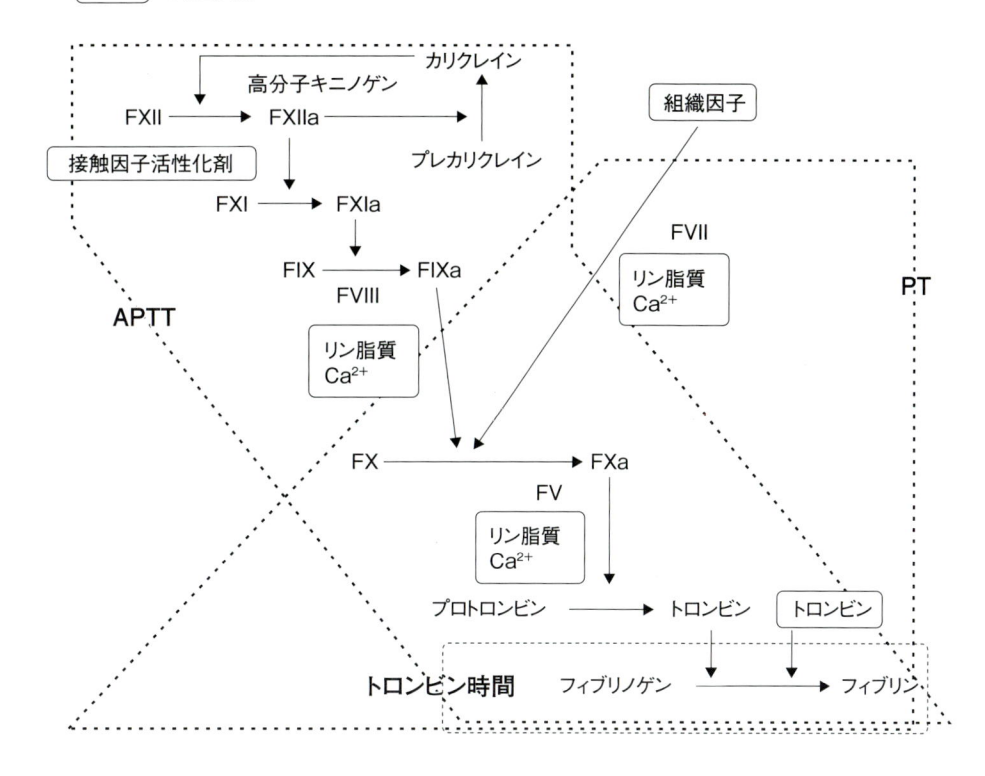

（凝固カスケード図：APTT経路では接触因子活性化剤によりFXII→FXIIa（高分子キニノゲン、プレカリクレイン→カリクレイン）→FXI→FXIa→FIX→FIXa（FVIII、リン脂質Ca²⁺）→FX→FXa。PT経路では組織因子によりFVII（リン脂質Ca²⁺）→FXa。共通経路：FXa（FV、リン脂質Ca²⁺）→プロトロンビン→トロンビン→フィブリノゲン→フィブリン。トロンビン時間はトロンビン試薬でフィブリノゲン→フィブリンを測定。）

| 検体 | ・教員が，複数人の学生から採血したクエン酸加血液から血漿（3,000rpm，10分間遠心）を調製し，それらを混和してプール血漿を作製する．その一部は基準血漿とする．<br>・教員がプール血漿の一部で水酸化アルミニウム吸着を作製し，残りのプール血漿と比率を変えて疑似患者血漿（サンプルA，B，C）を作製する．<br>・検体の保存，調製はプラスチック試験管で行う． |
|---|---|
| 試薬 | ・3.2%クエン酸ナトリウム液<br>・市販PT試薬（組織トロンボプラスチン＋塩化カルシウム，能書に準じて溶解，保存する）<br>・蒸留水<br>・水酸化アルミニウムゲル（教員が作製）<br>　＜作製方法＞<br>　試薬：アンモニア水<br>　　　　硫酸アンモニウム<br>　　　　ミョウバン（硫酸カリウム・アルミニウム12水和物，$AlK(SO_4)_2 \cdot 12H_2O$）<br>　準備：63℃蒸留水<br>　　　　58℃蒸留水 |

　　　　　58℃恒温槽
　　　　　61℃恒温槽
　　　方法：①A液――アンモニア水2.5mlに蒸留水を加え，5mlとする．
　　　　　　　　　　（試験管）
　　　　　　②B液――硫酸アンモニウム1.1gを63℃蒸留水30mlに溶解
　　　　　　　　　　する．（三角フラスコ）
　　　　　　③C液――A液とB液を合わせ，58℃恒温槽で保温する．
　　　　　　④D液――ミョウバン3.84gを58℃蒸留水50mlに溶解する．
　　　　　　　　　　（100mlポリ瓶）
　　　　　　⑤E液――C液とD液を合わせ，61℃恒温槽で保温しながら
　　　　　　　　　　10分間，振盪する．58℃以下にならないように注
　　　　　　　　　　意する．
　　　　　　⑥50ml目盛り付き遠心管2本に等分し，3,000rpm，5分遠心
　　　　　　　する．
　　　　　　⑦上清液を捨て，沈渣にA液（アンモニア水）を0.055mlず
　　　　　　　つ（計0.11ml）加え，蒸留水で37.5mlずつ（計75ml）とし，
　　　　　　　よく混和する．
　　　　　　⑧上清液を捨て，沈渣にA液（アンモニア水）を0.011mlずつ（計
　　　　　　　0.022ml）加え，蒸留水で37.5mlずつ（計75ml）とし，よく
　　　　　　　混和する．
　　　　　　⑨上清液を捨て，沈渣に蒸留水を加え，1本にまとめて35ml
　　　　　　　とする．冷蔵庫保存で約1年間使用できる．
　　・ベロナール緩衝液

**器具**
- 採血用具（採血シリンジ，20～22G注射針，駆血帯，採血枕など）
- マイクロピペット＋チップ
- ストップウォッチ
- 恒温槽
- 温度計
- 内径8mmガラス試験管
- プラスチック試験管
- 遠心機
- フラッシュミキサー

**操作法**
被検血漿100μlを内径8mmのガラス試験管に加え，37℃の恒温槽で1～2分間予備加温したあと，PT試薬を200μl加えると同時にストップウォッチを押す．
ただちに試験管を反復傾斜して，フィブリンが出現すると同時にストップウォッチを止めて，凝固時間を計測する．

## V 血小板・凝固・線溶検査

### 検討課題

**個人**

プール血漿を用いてPTを10回同時測定する（10回測定の2SDから外れる結果を除き，その平均値をINR算定の基準PT値とする）．

サンプルA，B，CのPTを測定する．

**実習班**

#### 検量線の作成

検量線1：ベロナール緩衝液で基準血漿の希釈列（×1～×16）を作製し，PTを測定する．

検量線2：基準血漿を水酸化アルミニウムゲル吸着血漿で希釈列（×1～×16）を作製し，PTを測定する．

水酸化アルミニウムゲル吸着血漿はプール血漿9容と水酸化アルミニウムゲル1容を1分間混和したあと，3,000rpm，5分間遠心して上清を得る．作製した吸着血漿をPTで確認する（50秒以上）．クエン酸加血漿は硫酸バリウムでは十分な吸着はできない．

### 評価

#### データ処理

① プール血漿のPTを10回同時測定してCVを計算してみよう．

② 使用した組織トロンボプラスチンのISIを用いて，サンプルA，B，CのINRを算出する．

③ 作成した検量線1および2から，サンプルA，B，Cのプロトロンビン活性を算出する．

### 考察

① 10回同時測定のCVからPT測定の精度を考えよう．

② 各人のプール血漿のPTの平均値とCVを比較して，その成績から測定の問題点について考えてみよう．

③ 検体A，B，Cの成績（凝固時間，INR，およびPT活性％）を比較してみよう．

④ 2つの検量線から算出されたサンプルA，B，Cの成績とINR表記のもつ意義を考えよう．

⑤ PTの臨床的意義について考えよう．

### 時間外アドバンス

（調べてみよう）

- 市販製剤の能書に添付されているISIはどのようにして求められたのか．
- INRはどのような患者を対象にする表示法か（その理由について考えてみよう）．
- 同じサンプルをISIの異なった組織トロンボプラスチンで測定してINRを比較してみよう．

・PT-INRによって検査成績の互換性は解決できるのか調べてみよう．
・PTが延長した場合，その原因を調べる手順を考えてみよう．
・PTを用いた単独凝固因子の定量法について調べてみよう．
・PTを用いた循環抗凝血素の測定法について調べてみよう．
・PTが延長する人工的要因について考えてみよう．

文献：
1) 日本検査血液学会編：スタンダード検査血液学（第2版）．医歯薬出版, 2008, 157～158.

（高宮 脩）

# 2 カルシウム再加時間
(recalcification time)

## 事前準備

①実習の目的と意義をよく理解し，試薬・器具などを準備する．
②cascade waterfall sequence 凝固機序を復習しよう．

## 実習目標

①カルシウム再加時間の検査法の基本操作ができる．
②カルシウム再加時間の検査意義および臨床的意義について理解し，それらについての説明ができる．
③凝固反応における血小板の役割について説明ができる．

**目的**　カルシウム再加時間の測定方法と臨床的意義について学ぶ．

クエン酸加血漿に$Ca^{2+}$を加えて血漿が凝固するまでの時間を測定することにより，内因系凝固能（cascade waterfall sequence 凝固機序）を総合的に検査する．臨床的意義はAPTTとほぼ同じであるが，測定感度と精度が悪いため，現在は日常検査ではほとんど行われていない．

**検体**
- 学生が他の学生から採血したクエン酸加血液を遠心分離の条件を変えて血漿を調製する（例：3,000rpm，10分間遠心あるいは1,200rpm，10分間遠心）．
- 検体の保存，調製はプラスチック試験管で行う．

**試薬**
- 3.2%クエン酸ナトリウム液
- 25mM塩化カルシウム液

**器具**
- 採血用具（採血シリンジ，20〜22G注射針，駆血帯，採血枕など）
- マイクロピペット＋チップ
- ストップウォッチ
- 恒温槽
- 温度計
- 内径 8mmガラス試験管
- プラスチック試験管
- 遠心機

**操作法** 被検血漿100μlを内径8mmのガラス試験管に加えて，37℃の恒温槽で1〜2分間予備加温したあと，25mM塩化カルシウム液を100μl加えると同時にストップウォッチを押す．ただちに試験管を反復傾斜して，フィブリンが出現すると同時にストップウォッチを止める．

**検討課題**

**個人**

同一人の血液から調製した乏血小板血漿（PPP；platelet poor plasma）と多血小板血漿（PRP；platelet rich plasma）のカルシウム再加時間を10回同時測定する．

**評価**

データ処理

①乏血小板血漿（PPP）と多血小板血漿（PRP）のカルシウム再加時間を10回同時測定してCVを計算してみよう．

②乏血小板血漿（PPP）と多血小板血漿（PRP）のカルシウム再加時間の成績を検定してみよう．

**考察**

①10回同時測定のCVからカルシウム再加時間の再現性を考えよう．

②班員またはクラスの各人のカルシウム再加時間の平均値とCVを比較して，その成績について考えてみよう．

③乏血小板血漿（PPP）と多血小板血漿（PRP）のカルシウム再加時間の成績の意義を考えてみよう．

④血液凝固反応における血小板の役割について考えてみよう．

（高宮 脩）

# 3 活性化部分トロンボプラスチン時間
(activated partial thromboplastin time；APTT)

## 事前準備
①実習の目的と意義をよく理解し，試薬・器具などを準備する．
②cascade waterfall sequence 凝固機序を復習しよう．

## 実習目標
①APTTの検査法の基本操作ができる．
②APTTの検査意義および臨床的意義について理解し，それらの説明ができる．
③抗凝固剤と血液との比率についての説明ができる．
④検体の保存について説明ができる．
⑤APTTにおける活性化剤について説明ができる．
⑥APTTの至適測定条件について説明ができる．

**目的** 活性化部分トロンボプラスチン時間（APTT）の測定方法と臨床的意義を理解し，測定条件による誤差について学ぶ．

クエン酸加血漿に部分トロンボプラスチン（リン脂質複合体），接触因子活性化剤および$Ca^{2+}$を加えて血漿が凝固するまでの時間を測定することにより，内因系凝固能（cascade waterfall sequence 凝固機序）を総合的に検査する（**図Ⅴ-10**，p.95参照）．また，ヘパリン投与のモニタリングとして用いる．

**検体**
- 教員が，複数人の学生から採血したクエン酸加血液から血漿（3,000rpm，10分間遠心）を調製し，それらを混和してプール血漿を作製する．
- 学生が同じ班の学生から採血して，同一人の血液を抗凝固剤（3.2%クエン酸ナトリウム液）の比率を変えて血漿（3,000rpm，10分間遠心）を調製する．（例：9.5：0.5，9：1，7：3）
- プール血漿は測定するまで氷中で保存する．一部は室温と37℃恒温槽で保存する（できれば3時間以上）．
- 検体の保存，調製はプラスチック試験管で行う．

**試薬**
- 3.2%クエン酸ナトリウム液
- 市販APTT試薬（能書に準じて調製する）
- 蒸留水
- 25mM塩化カルシウム液
- ベロナール緩衝液

### 器具
- 採血用具（採血シリンジ，20〜22 G注射針，駆血帯，採血枕など）
- マイクロピペット＋チップ
- ストップウォッチ
- 恒温槽
- 温度計
- 内径 8 mmガラス試験管
- プラスチック試験管
- 遠心機
- フラッシュミキサー

### 操作法
被検血漿100 $\mu$lを内径 8 mmのガラス試験管に加えて，37℃の恒温槽で1〜2分間加温したのち，APTT試薬を100 $\mu$l加え，予備加温（加温時間の検討以外は能書に準拠）する．25mM塩化カルシウム液を100 $\mu$l加えると同時にストップウォッチを押す．約 20 秒間静置後，試験管を反復傾斜して，フィブリンが出現すると同時にストップウォッチを止めて，凝固時間を計測する．

### 検討課題
**個人**
プール血漿を用いてAPTTを 10 回同時測定する．

**実習班**
保存条件の異なるプール血漿のAPTTを多重測定する．
抗凝固剤（3.2%クエン酸ナトリウム液）の比率を変えて作製した血漿のAPTTを多重測定する．
予備加温時間（接触活性化時間）を変えて多重測定する（例：0分，2分，5分，10分）．
測定温度を変えて多重測定する（例：20℃，30℃，37℃）．

### 評価
**データ処理**
①プール血漿のAPTTを 10 回同時測定してCVを計算してみよう．
②おのおの異なった条件で測定した成績を比較してみよう．

### 考察
①10 回同時測定のCVからAPTTの再現性を考えよう．
②各人のAPTT平均値とCVを比較して，その成績について考えてみよう．
③抗凝固剤の比率を変えて作製した血漿の結果，予備加温時間を変えて測定した結果，測定温度を変えて測定した結果について，それぞれ考えてみよう．
④APTTの臨床的意義について考えよう．

| V | 血小板・凝固・線溶検査

**時間外アドバンス**　（調べてみよう）

- APTT試薬の構成成分について調べてみよう．
- APTTが考案された経緯について調べてみよう．
- APTTが延長した場合，その原因を調べる手順を考えよう．
- APTTを用いた単独凝固因子の定量法について調べてみよう．
- APTTを用いた循環抗凝血素の測定法について調べてみよう．
- APTTが延長する人工的要因について考えてみよう．
- 臨床症状と検査成績が乖離することがあるが，その原因を考えてみよう．

文献：
1) 日本検査血液学会編：スタンダード検査血液学（第2版）．医歯薬出版，2008，158～159．

（高宮 脩）

## 4 トロンビン時間
(thrombin time ; TT)

### 事前準備
実習の目的と意義をよく理解し，試薬・器具などを準備する．

### 実習目標
① トロンビン時間の検査法の基本操作ができる．
② トロンビン時間の検査意義および臨床的意義について理解し，それらの説明ができる．
③ トロンビンによるフィブリノゲンのフィブリンへの転化機序についての基本的な説明ができる．

**目的**
トロンビン時間（TT）の測定方法とその臨床的意義について学ぶ．

クエン酸加血漿にトロンビン溶液を加えて凝固するまでの時間を測定することにより，フィブリノゲンの量および質（トロンビンの反応性），抗トロンビンの存在を検査する（p.95の**図V-10**）．

**検体**
- 教員が複数の学生から採血したクエン酸加血液から血漿（3,000rpm，10分間遠心）を調製する．
- 基準血漿は上記の血漿を混和して作製する．

**試薬**
- 市販ウシトロンビン：能書に準じて溶解し，生理食塩液で測定時に基準血漿の凝固時間が15～20秒になるよう調整する．溶解したトロンビン液は失活しやすいので氷中で保存する．
- 生理食塩液

**器具**
- マイクロピペット＋チップ
- ストップウォッチ
- 恒温槽
- 温度計
- 内径8mmガラス試験管
- プラスチック試験管
- 遠心機

| 血小板・凝固・線溶検査

**操作法**　被検血漿 200 μl を内径 8 mm のガラス試験管に加え，37℃の恒温槽で 1〜2 分間予備加温したのち，希釈調製したトロンビン液を 200 μl 加えると同時にストップウォッチを押す．ただちに試験管を反復傾斜して，フィブリン（透明なクロット）が出現すると同時にストップウォッチを止めて凝固時間を測定する．

**検討課題**　**個人**
プール血漿を用いて 10 回同時測定して，フィブリン検出を確認する．
学生の血漿を多重測定する．

**評価**　データ処理
プール血漿を 10 回同時測定して CV を計算してみよう．

**考察**　①トロンビン時間とレプチラーゼ時間の違いについて考えてみよう．
②トロンビン時間の臨床的意義について考えよう．

文献：
1）日本検査血液学会編：スタンダード検査血液学（第2版）．医歯薬出版，2008，159．

（高宮 脩）

## 5 フィブリノゲン量
(assay of fibrinogen)

### 事前準備
実習の目的と意義をよく理解し，試薬・器具などを準備する．

### 実習目標
① フィブリノゲンの凝固時間法（Clauss法）と一元放射免疫拡散法（SRID法）の基本操作ができる．
② フィブリノゲンの生物学的凝固活性とタンパク質量の測定意義について理解し，それらの説明ができる．

**目的** フィブリノゲンの測定方法と検査意義を理解し，その臨床的意義について学ぶ．

フィブリノゲンは凝固過程の最終基質として血栓の骨格となるフィブリンを形成する重要なタンパク質である．主に肝臓で産生され，血漿中の濃度は凝固因子では最も高く200〜400mg/dlである．

測定は主に異なる5つの方法がある．**凝固時間法**（Clauss法）はクエン酸加血漿に高濃度のトロンビンを加えてフィブリノゲンがフィブリンに転化するまでの時間を測定して，検量線からフィブリノゲン量を求める．日常検査ではこの方法が多用されている．**免疫学的測定法**は抗ヒトフィブリノゲン抗体を用いて一元放射免疫拡散法（SRID法）や免疫比濁法などによってフィブリノゲンの蛋白量を求める．**Lowry法**（チロシン法）はクエン酸加血漿にトロンビンを加えて，形成したフィブリンを加水分解してフェノール試薬で発色定量する．**フィブリン塊秤量法**は被検クエン酸加血漿にトロンビンを加えて，形成したフィブリン塊を洗浄，乾燥後，フィブリン重量を秤量する．**塩析法**は硫酸アンモニウムでフィブリノゲンを塩析して，その濁度を測定する．

**検体**
- 教員が複数の学生から採血したクエン酸加血液から，学生が血漿（3,000rpm，10分間遠心）を調製する．さらに，教員はそれらの被検血漿を2分し，その1本を56℃で1〜3分間加熱処理して疑似患者検体を作製する．
- 検体の保存，調製はプラスチック試験管で行う．

**試薬**
- 3.2%クエン酸ナトリウム液
- 市販ウシトロンビン（100 U/ml）（能書に準じて溶解する）
- 蒸留水

- 市販標準血漿（フィブリノゲン量表示）
- ベロナール緩衝液
- 抗ヒトフィブリノゲン血清（メーカーによって力価が異なる）
- アガロース
- PBS（生理食塩加リン酸緩衝液，pH7.2）

**器具**
- マイクロピペット＋チップ
- ストップウォッチ
- 恒温槽
- 温度計
- 内径 8mmガラス試験管
- プラスチック試験管
- ゲルボンドフィルム（またはガラス板）
- 孔あけ器
- 湿潤箱
- 計測用ノギス
- イムノビュア（沈降輪測定時に使用するが，なくても可能）
- 遠心機
- フラッシュミキサー

**操作法**

■ 凝固時間法（Clauss法）

オーレン緩衝液で10倍希釈した被検血漿200μlを内径 8mmのガラス試験管に加え，37℃の恒温槽で1〜2分間予備加温したのち，トロンビン液を100μl加えると同時にストップウォッチを押す．ただちに試験管を反復傾斜して，フィブリンが出現すると同時にストップウォッチを止めて凝固時間を測定し，検量線よりフィブリノゲン量を求める．検量線の作成は標準血漿をオーレン緩衝液で5倍，15倍，40倍に希釈して，被検血漿と同様に測定する．両対数グラフの横軸にフィブリノゲン量，縦軸に凝固時間をとって検量線を作成する．

■ 免疫学的測定法（SRID法）

アガロースをPBSに1％（W/V）加えて加熱溶解後，50℃に保温して抗ヒトフィブリノゲン血清を2％になるよう加えてアガロース平板（厚さ1.5mm）を作製する．完全に固まったらサンプル孔（直径2mm）を開ける．PBSで4倍希釈した被検血漿をサンプル孔に5μl加えて，アガロース平板を湿潤箱に入れ，水平にして室温で放置する．24〜48時間後に抗原抗体反応の沈降輪の直径を測定する．検量線の作成は標準血漿をPBSで2倍・4倍・8倍に希釈して，被検血漿と同様に操作する．両対数グラフの横軸にフィブリノゲン量，縦軸に沈降輪の直径をとって検量線を作成し，被検血漿の沈降輪の直径からフィブリノゲン量を算出する．

| 検討課題 | **個人**<br>2つの方法（Clauss法とSRID法）で検体を測定する． |
|---|---|

| 評価 | データ処理<br>2つの方法で測定した成績を比較する． |
|---|---|

| 考察 | 2つの方法で測定した成績を比較して，フィブリノゲンの性状を考えてみよう． |
|---|---|

| 時間外アドバンス | （調べてみよう） |
|---|---|

- フィブリノゲンの生物学的性状および物理化学的性状について調べてみよう．
- Lowry法（チロシン法），フィブリン塊秤量法，塩析法の測定方法と検査意義について調べてみよう．
- 日常検査ではClauss法が多用されているが，その有用性と問題点について考えてみよう．
- 異常フィブリノゲン血症について調べてみよう．

文献：
1) 日本検査血液学会編：スタンダード検査血液学（第2版）．医歯薬出版，2008，159〜160．

（高宮 脩）

# 6 複合凝固因子の検査

## 事前準備

①実習の目的と意義をよく理解し，試薬・器具などを準備する．
②cascade waterfall sequence 凝固機序を復習しよう．
③経口抗凝血剤（ワルファリン）の薬理およびビタミンK欠乏状態における凝固能低下について調べてみよう．
④PIVKAについて調べてみよう．

## 実習目標

①複合凝固因子の検査の基本操作ができる．
②複合凝固因子の検査の検査意義および臨床的意義について理解し，それらの説明ができる．
③ビタミンK依存性凝固因子についての説明ができる．
④PIVKAについての説明ができる．

**目的** 複合凝固因子の検査の測定方法と臨床的意義について学ぶ．

複合凝固因子の検査は，バリウム吸着ウシ血漿（FVとフィブリノゲンの補給）にウシ脳由来の組織トロンボプラスチンが含まれた試薬とウサギ脳由来の組織トロンボプラスチンが含まれた試薬があり，両者と

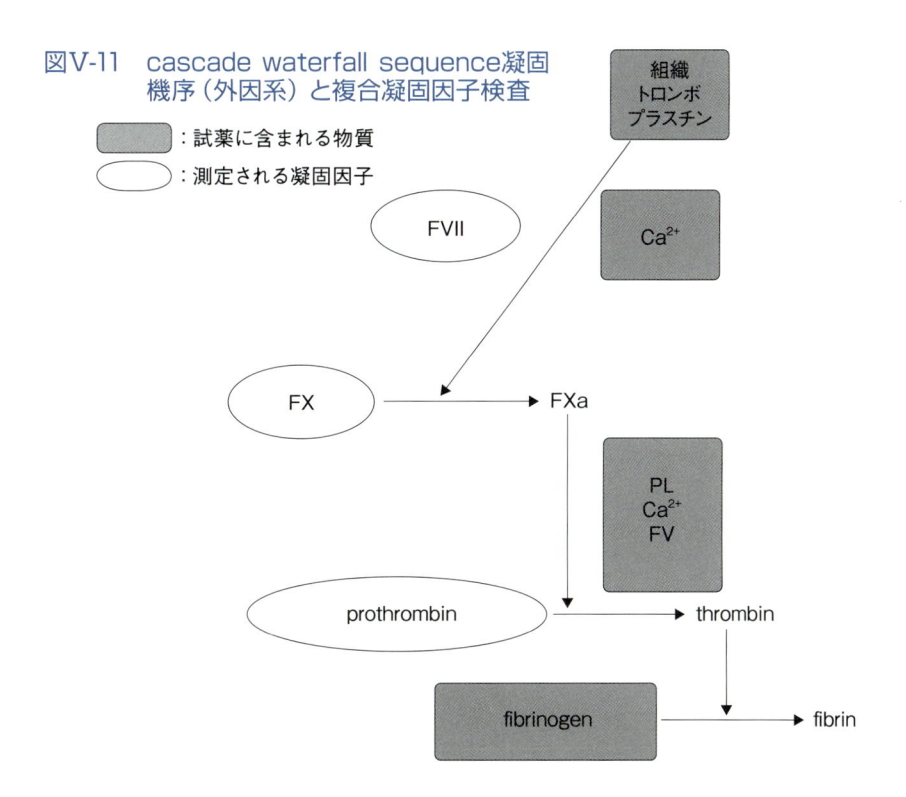

図V-11 cascade waterfall sequence凝固機序（外因系）と複合凝固因子検査

■：試薬に含まれる物質
◯：測定される凝固因子

もにFⅡ，FⅦ，FXの凝固活性の消長を総合的に測定する（**図V-11**）．前者は経口抗凝血剤の服用量の指標として用いられ，トロンボテストの開発者OwrenはPIVKA（protein induced by vitamin K absence or antagonist）に感受性があるという．後者は肝機能検査の一つとして利用される．両者とも被検体として毛細血管血（耳朶採血や足蹠採血）を用いることができる．

**検体**
- 各班ごとに学生が他の学生から採血したクエン酸加血液を用いる．
- その血液を3等分して，1本目をサンプルA，2本目は血漿の一部を除いた多血（ヘマトクリット高値）サンプルB，3本目は3,000rpm，10分間遠心して血漿サンプルCを作製する．
- サンプルD，Eは，教員が凍結保存していたプール血漿を用いて疑似患者血漿（水酸化アルミニウムゲル吸着）を作製する．
- 検体の保存，調製はプラスチック試験管で行う．

**試薬**
- 3.2%クエン酸ナトリウム液
- 市販の複合凝固因子測定試薬（能書に準じて溶解する）
- 3.2 mmol/l 塩化カルシウム液
- 蒸留水
- 水酸化アルミニウムゲル（教員が作製）

**器具**
- 採血用具（採血シリンジ，20〜22G注射針，駆血帯，採血枕など）
- マイクロピペット＋チップ
- ストップウォッチ
- 恒温槽
- 温度計
- 内径 8mmガラス試験管
- プラスチック試験管
- 遠心機

**操作法**

■ トロンボテスト
試薬 250μlを内径 8mmのガラス試験管に加え，37℃の恒温槽で1〜2分間予備加温したのち，被検体（全血は50μl，血漿は30μl）を加えると同時にストップウォッチを押す．ただちに試験管を反復傾斜して，クロットもしくはフィブリンが出現すると同時にストップウォッチ止めて，凝固時間を計測する．キット添付の計量線から活性％を求める．

■ ヘパプラスチンテスト
試薬 250μlを内径 8mmのガラス試験管に加え，37℃の恒温槽で1〜2分間予備加温したのち，被検体（全血は25μl，血漿は15μl）を加えると同時にストップウォッチを押す．ただちに試験管を反復傾斜して，ク

Ⅴ 血小板・凝固・線溶検査

ロットもしくはフィブリンが出現すると同時にストップウォッチを止めて，凝固時間を計測する．キット添付の計量線から活性％を求める．

**検討課題**

**個人**
試薬に添付した検量線からサンプルA，B，C，D，Eの活性値を求める．
サンプルA，Bはそのヘマトクリット値から補正値（キットに補正表添付）を求める．

**評価**

データ処理
サンプルA，B，Cの活性値を比較してみよう．

**考察**

①サンプルA，B，Cについて血漿と全血を比較した成績について考察してみよう．
②トロンボテストとヘパプラスチンテストの成績を比較してみよう．
③トロンボテストとヘパプラスチンテストの臨床的意義について考えよう．

**時間外アドバンス**

（調べてみよう）

- トロンボテストとPT-INRは経口抗凝血剤療法の服用量のモニタリングとして用いられているが，両者の相違について調べてみよう．
- 経口抗凝血剤療法の服用量のモニタリングとしてのトロンボテストとPT-INRの利点と欠点について調べてみよう．

文献：
1）日本検査血液学会編：スタンダード検査血液学（第2版）．医歯薬出版，2008，160〜161．

（高宮 脩）

V 血小板・凝固・線溶検査

# 3 線溶検査

## 1 プラスミノゲン（plasminogen；PLG）

**事前準備**

プラスミノゲンの産生・構造・機能および臨床的意義などについて調べておく．

**実習目標**

プラスミノゲンを測定することにより，どのような臨床的意義を認めるのか，現在使用されている方法と，おのおのの検査法の相違点を考えながら実習を行うこと．

**検討課題**

測定原理の違い（免疫学的測定法なのか活性測定法なのか）により結果の解釈の仕方がどのように変わるのか．また，プラスミノゲンの増減するメカニズムについて具体例をあげて説明できること．

**目的**

プラスミノゲンは肝臓で産生される1本鎖の糖タンパク質で，その分子量は約 88 kDa である．また，通常の血中ではプラスミンの前駆物質として不活性物質として存在している．血栓・線溶機構の活性化に伴い，プラスミノゲンアクチベータの t-PA（組織プラスミノゲンアクチベータ）とともにフィブリンのリジン残基へ結合し，この結果，フィブリン上で効率的にプラスミン（セリンプロテアーゼ作用をもつ）へ転化し血栓を溶解する．なお，生体内ではプラスミノゲンアクチベータインヒビター（PAI）やプラスミンインヒビター（PI）が存在し，線溶系の活性はこれらの酵素とインヒビターの間のバランスにより決まる（**図V-12**）．

したがって，プラスミノゲン量を測定することは，生体内での線溶活性の程度を知るために重要である．またプラスミンはフィブリン以外にフィブリノゲン・V因子・VIII因子・補体なども分解する．

学内実習としては用手法の一元放射免疫拡散法（SRID法）にて実習を

行う．40名を5グループに分けて実習する．

## 原理

測定原理は，免疫学的測定法と活性測定法に大別される．

### ■ 免疫学的測定法

ヒトプラスミノゲン抗体を用いてプラスミノゲンを抗原量（タンパク量）として測定するものであり，一元放射免疫拡散法（single radial immunodiffusion；SRID法）[1]やLaurell法[2]，ラテックス粒子を用いた免疫比濁法などがある．

### ■ 活性測定法

ユーグロブリン分画にストレプトキナーゼ（SK）を加えて処理したものを検体としてプラスミノゲンを含まないフィブリン平板にて測定するフィブリン平板法[3]や，SKとプラスミノゲンとの複合体がもつプラスミン様活性をプラスミンに特異的な合成基質S-2251にて測定する合成基質法[4]（図V-13）などがある．

プラスミノゲンの異常には抗原量は存在するが活性は認められない例があるため活性測定法が望ましく，しかも自動分析機にて直接プラスミノゲン活性をすみやかに多数検体処理できるということで合成基質法が現在最も広く用いられており，数社がキットを販売している．

図V-12　線溶系の活性化と制御

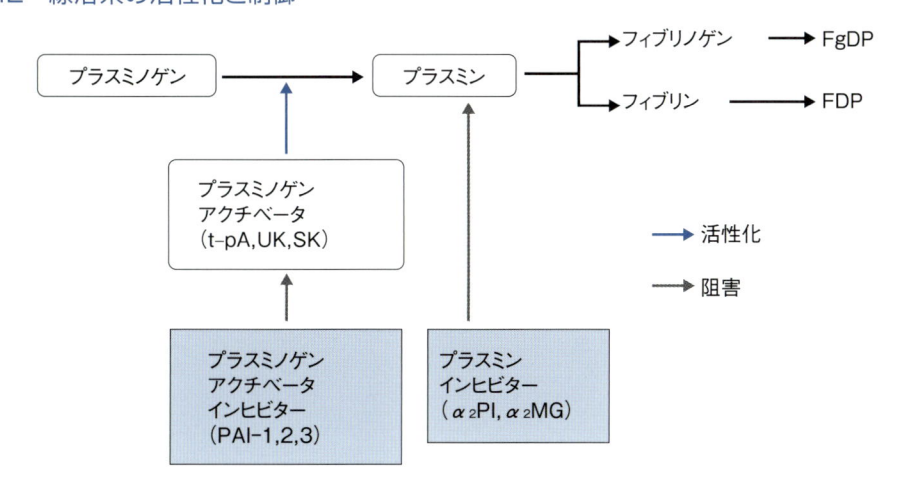

図V-13　合成基質法の原理

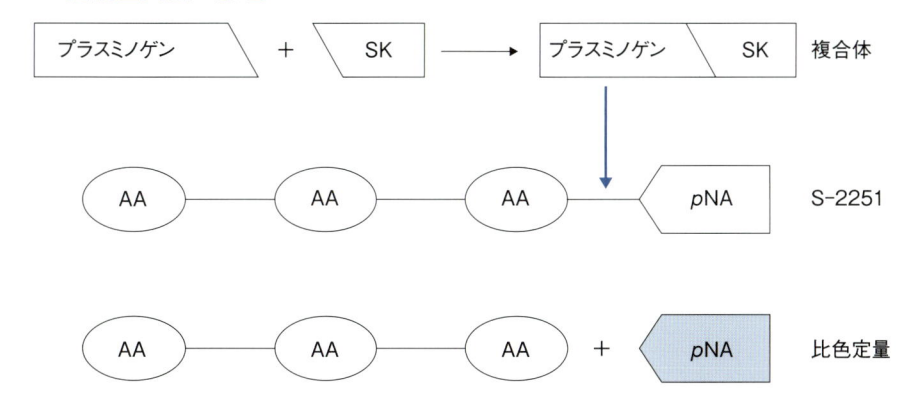

| 器具 | ①シャーレ（90×90mm） 10枚（1グループ2枚）
②オートクレーブまたは電子レンジかガスバーナー 1台
③恒温槽 1台
④孔あけ器（直径2mm程度） 5個
⑤マイクロピペット，マイクロシリンジ 5本
⑥遠心機 1台
⑦天秤 1台 |
|---|---|
| 試薬調製 | ①抗ヒトプラスミノゲン血清（和光純薬）
②アガー（Difco社）
③バルビタール緩衝液（pH8.6，バルビタールNa 10.3g，バルビタール 1.84g，精製水1,000ml）
④標準ヒトプラスミノゲン（Sigma社） |
| 操作法 | （図V-14）
①寒天平板作製法（教員か代表者が作製）
　a. 緩衝液50mlにアガー0.5gを加える（濃度1%）．
　b. 110℃，15分オートクレーブ，電子レンジ3分または温浴中で溶解する．
　c. 恒温槽で56℃にしたあと，抗血清を0.5ml加える（濃度1%）．
　（以降は各グループで行う）
　d. シャーレに10mlずつ分注して室温にて固まるのを待つ．
　e. 寒天に検体孔を開ける（5〜10個）．
②検体の作製法
　a. 3.2%クエン酸Na溶液1に対し血液を9の割合に混和したあと， |

図V-14 操作法

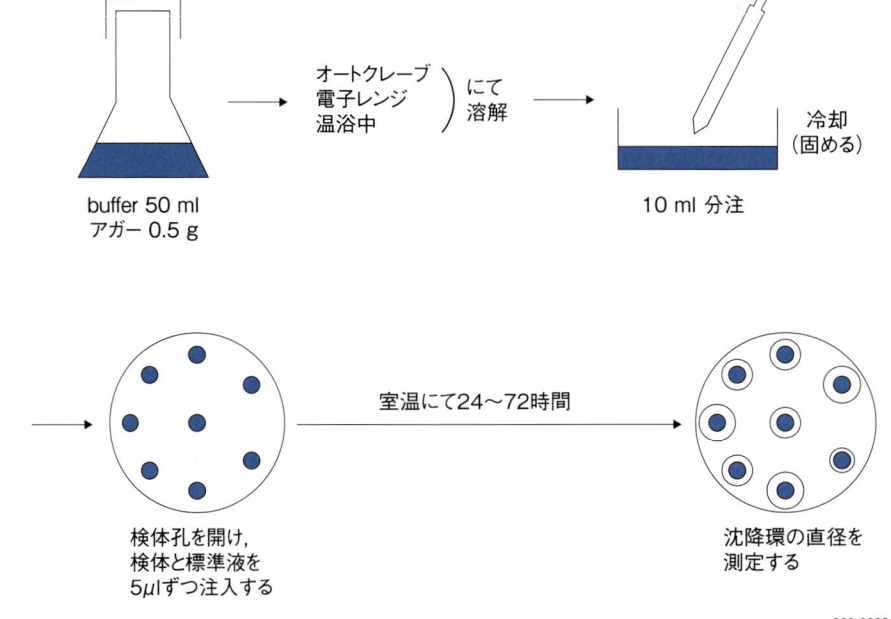

3,000rpm，15分，遠心分離した血漿を検体とする．採血量は1〜2mlでよい．

③測定操作

a. 標準ヒトプラスミノゲンおよび検体であるクエン酸血漿を検体孔にマイクロピペットで5μl加え，室温にて24〜72時間反応させる．

b. 判定は，沈降環の直径を測定し各濃度の標準物質の沈降環の値より作成した検量線から各自のプラスミノゲン濃度を読み取る．

## 結果

実習グループ者の結果を記述してレポートを作成する．

基準値

一元放射免疫拡散法（SRID法）10〜30mg/dl

ラテックス凝集免疫比濁法：9.8〜14.6mg/dl

合成基質法：100±18％（三菱化学ヤトロン社）

フィブリン平板法：70〜100mm$^2$

## 考察

基準値と比較して各自の測定結果はどうであるか考察する．

**高値を示す疾患**——妊娠末期，薬剤投与（ホルモン剤，糖尿病薬，経口避妊薬），ストレス，慢性炎症，外傷，悪性腫瘍

**低値を示す疾患**——先天性PLG欠乏症，先天性PLG異常症，肝疾患（肝硬変，肝癌），DIC，血栓症，線溶剤（t-PA，SK，UK）投与，急性心筋梗塞，大手術後，新生児期など

文献：
1) Striko, K.：Normal values for 23 different human plasma proteins determined by single radialimmunodiffusion. *Blut*, **6**：200〜208，1968.
2) Ganrot, P.O. & Nilehn, J.E.：Immunochemical determination of human plasminogen. *Clin Chem Acta*, **22**：335〜340,1968.
3) Astrup,J. & Mullertz, S.：Fibrin plate method for estimating fibrinolytic activity. *Arch Biochem*, **40**：346〜351,1952.
4) Friberger, P. et al.：Methods for determination of plasmins, antiplasmin and plasminogen by means of substrate S-2251. *Haemostasis*, **7**：138〜140,1978.

（相原隆文）

# 2 フィブリン / フィブリノゲン分解産物
(fibrin/fibrinogen degradation products；FDP), D-ダイマー

## 実習事前準備

フィブリン/フィブリノゲン分解産物（FDP），D-ダイマー（D-dimer）の生成機序・構造・作用および臨床的意義などについて調べておく．

## 実習目標

FDP，D-ダイマーを測定することにより，どのような臨床的意義を認めるのか，現在使用されている方法とそれぞれの検査法の相違点から，実際に用いる場合の注意点を考えながら実習を行うこと．

## 検討課題

測定原理の違いにより結果の解釈の仕方がどのように変わるのか．またFDP，D-ダイマーの増加するメカニズムについて具体例をあげて説明できること．

### 目的

線溶活性が亢進した場合，プラスミンの生成により，フィブリンやフィブリノゲンを分解する．これらの分解産物を総称してFDP（fibrin/fibrinogen degradation products）と呼んでいる．フィブリノゲンの分解は一次線溶と呼ばれ，最終的に1分子のE分画と2分子のD分画が生成される．一方，凝固系が活性化し，トロンビンが生成されXIII因子によってイソペプチド結合で架橋された安定フィブリン（cross linked fibrin）の分解を二次線溶と呼ぶが，この場合は高分子の中間産物を経てDD/E複合体が生成され，最終的にはD-ダイマーとE分画になる（図V-15）．

DIC（播種性血管内凝固症候群）およびDIC以外の血栓性疾患や線溶療法などにおいて線溶活性の亢進した結果，血中FDPが増加する．そのFDPを測定することは，各種DICの診断基準や治療法の選択決定，および治療効果のモニターなどにおいて重要な検査項目となっている．しかし現在用いられているFDP測定用キットでは一次線溶と二次線溶を区別することはむずかしく，そのためD-ダイマーを測定することによって両者の区別が可能となっている．なお，これらの測定キット[1]は反応原理が異なっており，標準法がいまだ定められておらず，結果の解釈においては注意が必要である．

学内実習としてはラテックス凝集法の用手法であるFDPプラズマ「FR」（富士レビオ社）を用いて実習を行う．1キット（60回用）を使用し，個人あるいはグループをつくり何名かが採血して行う．キットを使用するので，すべての操作を学生が行う．

### 図V-15 フィブリンおよびフィブリノゲンからのFDPの生成

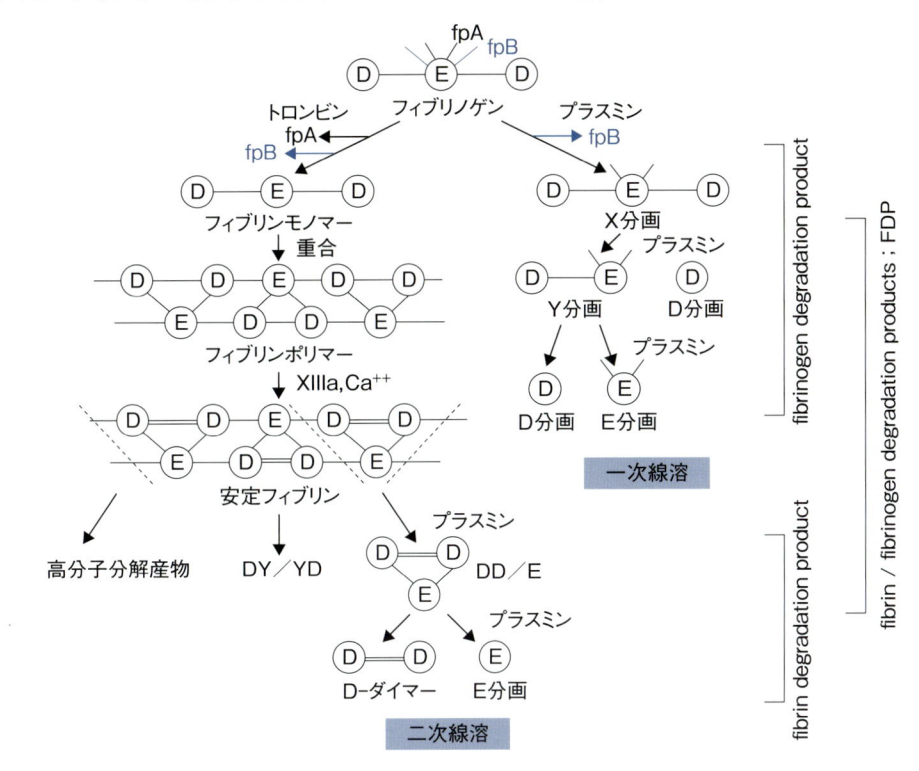

**原理**　FDP，D-ダイマーともに免疫学的測定法に基づいており，現在，ラテックス凝集法[2]（図V-16）が主流ではあるが，そのほかにラテックス免疫比濁法，レーザネフェロメトリ法，酵素免疫測定法，粒子計測法，近赤外線免疫比濁法などが考案されている．現在，FDPの測定は血清を検体とし，抗ヒトフィブリノゲンポリクローナル抗体を用いた血清FDP測定法と，血漿を検体としX分画，Y分画，DD分画などに対するモノクローナル抗体を組み合わせて用いた血漿FDP測定法が存在し，いずれもラテックス凝集法を原理とする測定法として普及している．注意すべき点として，血清FDP試薬では凝固促進剤や抗プラスミン剤を添加した専用試験管を必要とし，フィブリノゲンの残存や血餅中へのFDPの取り込みなどに注意する必要がある．一方，血漿FDP試薬では上記の問題は解消され利便性は高いが，試験管内で線溶活性が生じたりモノクローナル抗体の種類によってFDPに対する反応性が異なるため一致した結果が得られにくい点などに注意する必要がある．D-ダイマーの測定においてもFDPと同様に血清・血漿のいずれも使用可能であるが，抗D-ダイマーモノクローナル抗体の特異性や反応性の違いにより一致した結果が得られにくいこと，また値の表現法がD-ダイマー換算量とフィブリノゲン換算量とがあり標準化されていないことなど注意を要する．しかしながらFDPやD-ダイマーの測定はDIC診断をはじめ臨床検査として重要であり現在標準化が進んでいるが，それまでは試薬の特性を十分理解して結果を評価する必要がある．

図V-16　ラテックス凝集反応の原理

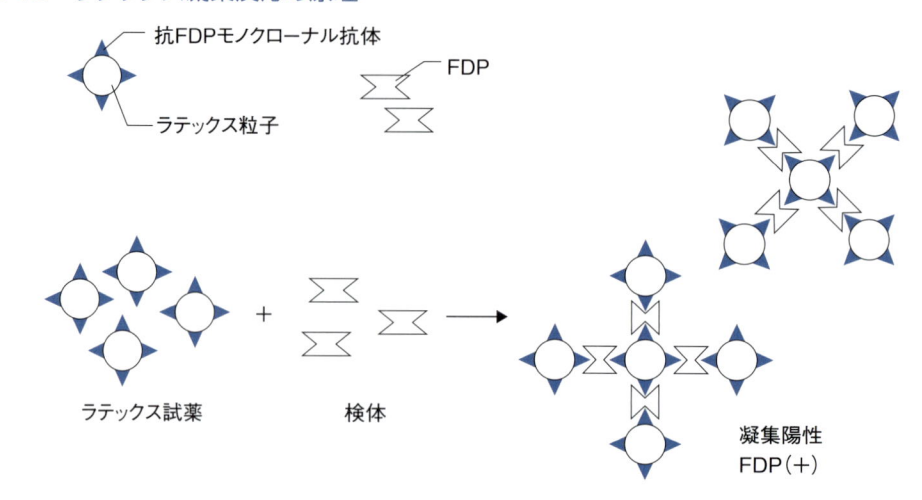

| 器具 | ①遠心機（血漿分離用）　1台<br>②小試験管（血漿の希釈用）　1検体6本×検体数<br>③マイクロピペット（10～100μl用）<br>④ディスポーザブル判定板（キットに付属）<br>⑤ディスポーザブル攪拌棒（キットに付属）<br>⑥採血用具（注射器，消毒用綿花）　人数分 |
|---|---|
| 試薬調製 | ①抗FDPモノクローナル抗体（マウス由来）コーティングラテックス試薬（キットに内蔵）<br>②検体希釈用緩衝液（キットに内蔵）<br>③陰性コントロール（キットに内蔵）<br>④陽性コントロール（キットに内蔵） |
| 操作法 | （図V-17）<br>①検体（クエン酸血漿）の作製<br>　a. 3.2%（109mmol/l）クエン酸ナトリウム1容と新鮮血9容を混和後，遠心分離（1,500g，15分間）し，血漿を分離する．<br>　b. 分離した血漿を検体希釈用緩衝液で2倍，4倍，8倍，16倍，32倍，64倍に希釈し，標準希釈列を調節する．<br>②測定法<br>　a. 検体（クエン酸血漿），陰性コントロールおよび陽性コントロールをマイクロピペットで20μlずつディスポーザブル判定板のリング内に滴下する．<br>　b. 室温に戻しておいたラテックス試薬をよく振盪したあと，20μl滴下する．<br>　c. 攪拌棒で1本ずつリング内いっぱいにすみやかに広げる．<br>　d. 液がよく回るように判定板を3分間ゆるやかに揺動する． |

図V-17 操作法 ①：検体の作製，②：測定法，③：判定

① 血漿を倍数希釈する場合

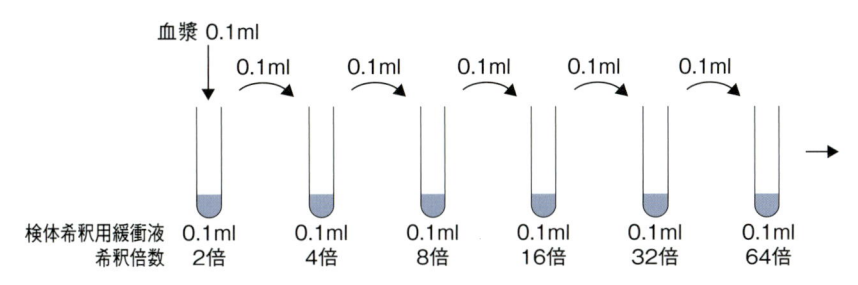

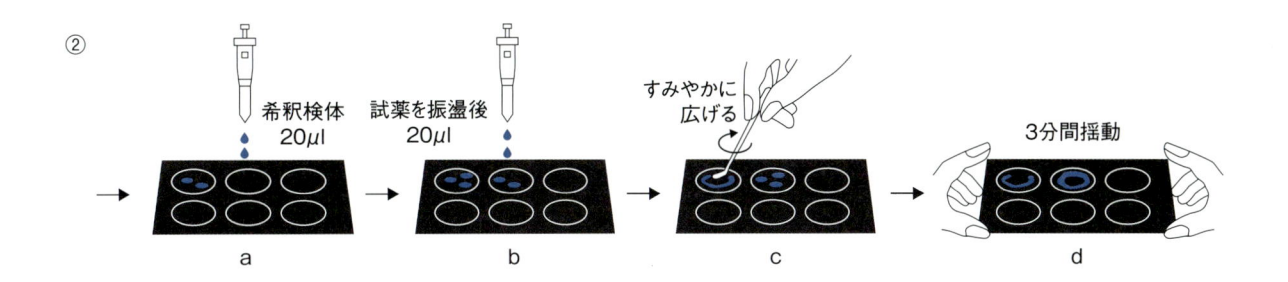

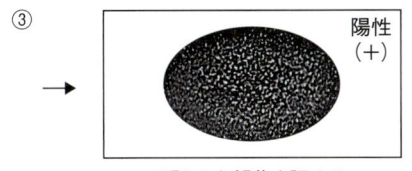

血漿 0.1ml

検体希釈用緩衝液 0.1ml　0.1ml　0.1ml　0.1ml　0.1ml　0.1ml
希釈倍数　　　　 2倍　 4倍　 8倍　16倍　32倍　64倍

② 希釈検体 20μl → 試薬を振盪後 20μl → すみやかに広げる → 3分間揺動
　　a　　　　　　　　　b　　　　　　　　　　c　　　　　　　　d

③ 陽性(＋) 明らかな凝集を認める　／　陰性(−) 顆粒のみ観察され凝集は認めない

③判定

揺動開始後3分で観察し，陽性・陰性コントロールと比較し明らかな凝集を認めた場合，陽性と判定する．

④FDP濃度の計算法

陽性を示す最高希釈倍数（d）を求め，次式により計算する．

血漿中FDP濃度（μg/ml）＝2.5[※1]×d

[※1]：2.5はFDPの最小検出感度である．

**結果**　実習グループ者の結果を記述してレポートを作成する．

基準値

ラテックス凝集法：5μg/ml未満（FDPプラズマ「FR」）

**考察**　基準値と比較して各自の測定結果はどうであるか考察する．

**FDPやD-ダイマーが上昇する疾患**——DIC〔基礎疾患：産科疾患，敗血症，固形癌，白血病（特にM3），悪性リンパ腫，熱傷，組織損傷など〕，DIC以外の血栓症（心筋梗塞，肺梗塞，深部静脈血栓症など），血栓溶解療法，胸水・腹水の貯留，手術後，肝硬変，血栓性血小板減少性紫斑病，溶血性尿毒症症候群，激しい運動

なお，DICのなかでも敗血症のような感染症による場合は線溶抑制型

(凝固優位型）を示し，FDP や D-ダイマーの上昇は軽度であるのに対し，急性前骨髄球性白血病や前立腺癌などの線溶優位型では FDP の増加に対し D-ダイマーの上昇は軽度と両者の間で乖離する場合があり，線溶活性の程度によりさまざまな状態を示し，治療法の選択決定のため一次線溶優位か二次線溶優位かを判断する必要がある．そのためには他の凝固線溶系分子マーカー検査（TAT，PIC，FM など）の測定を検討することも重要になる．また，敗血症では顆粒球エラスターゼによる FDP 増加もあり注意が必要である．

文献：
1) 日本臨床検査薬協会編：体外診断用医薬品集（2004年度）．
2) Melliger, E.J. : Detection of fibrinogen degradation products by use of antibody coated latex-particles. The possibilities and limits of the method. *Thromb Diath haemorrh*, **23** : 211〜227, 1970.

（相原隆文）

V 血小板・凝固・線溶検査

# 4 凝固・線溶阻止物質

## 1 アンチトロンビン (antithrombin; AT)

### 事前準備

測定原理を教科書で理解しておく．

### 実習目標

AT（従来のATⅢ）の測定法には，抗凝固因子活性を測定するAT活性測定法と，抗原量を測定する免疫学的測定法がある．臨床的に，先天性AT欠損症例以外では大部分AT活性測定のみが行われる．抗原量測定の主体は酵素免疫測定法（EIA, ELISA）で他のタンパク抗原量測定と共通の手技なので，実習では発色性合成基質を用いた活性測定法の原理と手技を習得する．

### 検討課題

AT測定は発色性合成基質を用いた活性測定法の代表であり，本項では唯一必須の実習とする．合成基質を含むキットは高価なので，3～5人のグループ班で行う．

**目的** ATは肝臓で合成され，肝機能障害ではその産生が低下する．播種性血管内凝固症候群（DIC）では，消耗性にまた肝機能障害が重なって低下する．DICや静脈血栓症でヘパリンによる抗凝固療法を行う際は，AT活性を測定し低下がないか確認する必要がある．ATの低下があれば，AT補充療法が行われることもある．また，先天性血栓性素因として常染色体優性遺伝形式をとるAT欠損症が疑われる際もAT活性を測定し，低下があれば，抗原量測定も行い，欠乏症か分子異常症かを判別する．遺伝子検査を研究施設に依頼することもある．

**原理** 被検血漿にヘパリンを加え，AT・ヘパリン複合体を形成させる．このAT・ヘパリン複合体に過剰の活性既知活性化X因子（Xa）を加え，ATによりXaを不活化する．次いで残存するXa活性を，発色性合成基

図V-18 発色性合成基質によるAT活性測定法（抗Xa活性をみる方法）

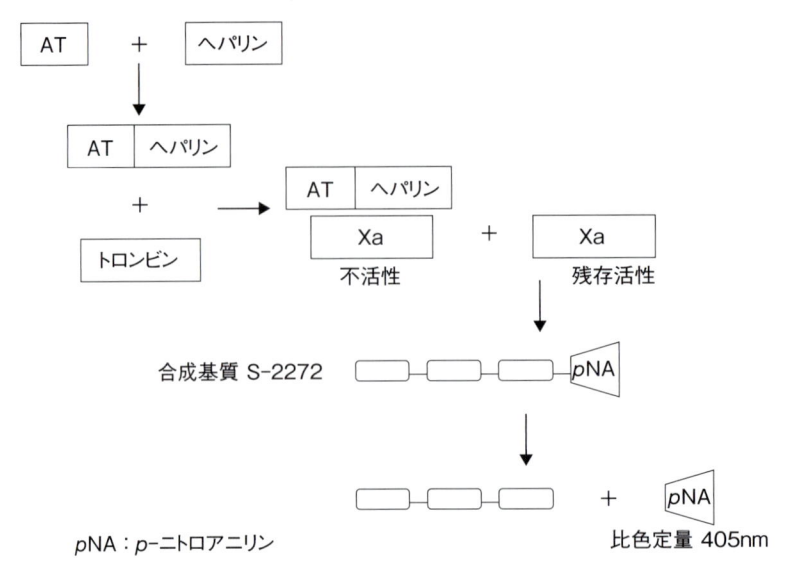

```
AT  +  ヘパリン
        ↓
   AT ヘパリン
        +          →    AT ヘパリン        +    Xa
      トロンビン              Xa                残存活性
                           不活性               ↓
                                         合成基質 S-2272 □□□─pNA
                                                         ↓
                                                       □□□ + pNA
  pNA：p-ニトロアニリン                                    比色定量 405nm
```

質を用いて測定して間接的にAT活性を求める（**図V-18**）.

**器具**
- 遠心分離機（血漿分離用）
- 恒温槽（37℃）
- 分光光度計
- ストップウォッチ
- ミキサー
- メスピペット各種
- マイクロピペットとチップ各種
- プラスチック製試験管
- 精製水，生理食塩水
- 2％クエン酸ないし50％酢酸
- 正常血漿剤粉末：ヒト正常血漿（1 ml/ 1 ml用バイアル）（キットは自動分析装置用なので，反応停止液を用いて実習でも使用できるようにする）

**試薬**
乏血小板クエン酸血漿を，学生同士で採血した血液から分離して検体とする.「テストチームS ATⅢキット」（積水メディカル）1箱を用いる.（ウシ由来）Xa液　4.8 nkat/ml
- 基質液：アセチル–D–アルギニル–グリシル–L–アルギニル–p–ニトロアニリド・二塩酸塩（S-2272）（2.9mg/ml用バイアル）
- 反応停止液：2％クエン酸ないし50％酢酸

**V 血小板・凝固・線溶検査**

**操作法**

① 正常血漿剤粉末を精製水1mlで溶解する．

すべての試薬は，溶解後約30分間室温に放置してから使用する．

プラスチック製試験管に血漿検体，正常血漿生理食塩水，各2.4μlを別々に採取する．ダブルで行うと計6本の試験管が必要となるので，実習人数に合わせて調整する．

② Xa液270μlを加え混和し，37℃で約5分間，加温する．

③ 基質液100μlを加え混和し，37℃で正確に1分間加温する．各試験管に基質液を等時間間隔で（たとえば15秒ごとに）順番に加える．

④ 反応停止液2mlを順番に基質液を加えたのと等しい時間間隔で（たとえば15秒ごとに）加え混和する．

⑤ 分光光度計にて精製水を対照に波長405nmで吸光度を測定する．

⑥ グラフ用紙の縦軸に吸光度を，横軸にAT活性（％）をとり，正常血漿の活性および生理食塩水の活性と対応する吸光度をプロットし，2点を通る直線を引き，検量線とする．この検量線を用いて検体の吸光度（精製水を対照とする）からAT活性を求める．

$$\frac{[生理食塩水（0\%）の吸光度 - 検体の吸光度] \times 100}{生理食塩水（0\%）の吸光度 - 正常血漿（100\%）の吸光度}$$

と，計算でも求められる．

**結果**

活性の基準値は80〜120％で，免疫学的測定では25〜35mg/dl．低下が問題となる．

**考察**

AT活性は，抗トロンビン活性として測定されることが多かったが，測定酵素にトロンビンを用いた試薬では，別のセリンプロテアーゼインヒビターであるヘパリンコファクターⅡ（HCⅡ）の活性も含んで測定される．特にAT欠損症の検体では5％程度トロンビンを用いた場合のAT活性が高くなるという報告もあり，HCⅡによって活性が阻害されないXaを測定酵素として用いたAT活性試薬が自動分析機でしばしば用いられるようになった．実習では，測定酵素にXaを用いたキットが有用であるが，自動分析器用なので，反応停止液を用いて反応を停止させ，通常の分光光度計で吸光度を測定するのが用手法としてよい．自動分析機器用キットでは，希釈倍数を増やしてビリルビン，乳び，溶血の影響はほとんどないものが使われている．

文献：
1) テストチーム®S ATⅢキット添付文書（積水メディカル）．
2) *Thromb Haemost*, **69**：231〜235, 1993. ＜合成基質法＞

（小山高敏）

## 2 プロテインC (protein C ; PC)

### 事前準備

測定原理を教科書で理解しておく．

### 実習目標

PCの測定法には，凝固阻止活性を測定するPC活性測定法と，抗原量を測定する免疫学的測定法がある．活性測定法には，APTTを利用した方法と発色性合成基質を用いる方法があるが，発色性合成基質を用いる方法はATやPIで行うので，ここではAPTTを利用した活性測定法を習得する．抗原量を測定する免疫学的測定法には酵素免疫法（EIA, ELISA）やラテックス凝集法が用いられるが，他のタンパク質抗原量測定と原理は同じである．

### 検討課題

凝固時間（APTT）法を用いた抗凝固因子活性測定法の習得．キットは高価なので，5～6人のグループ班で行う．

**目的**　PCは肝臓で合成されるATと並んで重要な凝固阻止因子で，肝機能障害ではその産生が低下する．PCはビタミンK依存性に産生され，トロンビン/トロンボモジュリン複合体の作用を受けると急速に活性化PC（APC）となり，リン脂質と$Ca^{2+}$のある細胞表面で別のビタミンK依存性タンパク質であるプロテインSを補助因子としてVaおよびⅧaを失活させ，血液凝固反応を抑制する．DICや重症感染症などで消耗性に，また肝機能障害が重なって血漿中PCが低下するような状況では，PC凝固制御系が機能低下をきたし，血管内皮の抗血栓性は著しく低下する．先天性PC欠損症は，常染色体優性遺伝形式をとる血栓性素因となり，深部静脈血栓症（DVT）をきたしやすい．後天性の低下より先天性欠損症を見出す際に測定することが多い．先天性血栓性素因としてPC欠損症が疑われる際はPC活性を測定し，低下があれば，抗原量測定も行い，欠乏症か分子異常症かを判別する．遺伝子検査を研究施設に依頼することもある．

**原理**　検体中のPCを蛇毒によりAPCにする．APCはVaおよびⅧaを失活させるので，結果としてAPTTを延長させる．

| 器具 | ・遠心分離機（血漿分離用）
・恒温槽（37℃）
・ストップウォッチ
・ミキサー
・メスピペット各種
・マイクロピペットとチップ各種
・プラスチック製試験管
・精製水 |

| 試薬 | 乏血小板クエン酸血漿を，学生同士で採血した血液から分離して検体とする．「STA試薬シリーズプロテインC（クロット）」（富士レビオ）は用手法では30検体用で，試薬は，人数を考え，必要な数の測定キットを用いる．
・標準血漿：シスメックス社，ロシュ・ダイアグノスティックス社などから市販されている．標準血漿の代わりに正常プール血漿を用いてもよい．
・25mM $CaCl_2$ 溶液
・ベロナール緩衝液（Owren）：ジエチルバルビツール酸ナトリウム11.75gとNaCl 14.67gを精製水約1,500mlに溶かし，0.1N HCl約430mlを加え，pH7.35に調整したあと，精製水を加えて2,000mlとする．市販品もある． |

| 操作法 | ①被検血漿をベロナール緩衝液で10倍に希釈する（例：100μl血漿＋900μlベロナール緩衝液）．
PC欠乏血漿とPC活性化剤（*Agkistrodon c. contortrix* 由来蛇毒 0.33U/ml，リン脂質のセファリン0.29mg/ml，接触因子活性化物質セライト0.33mg/ml）それぞれに精製水1mlを加え，内容物を溶解する．再び栓をし，泡立てないように穏やかに振り，室温で30分間静置して完全に溶解する．使用前にゆっくり振盪する．
②希釈血漿100μl，PC欠乏血漿100μl，PC活性化剤100μlをよく混和して，37℃，3分間インキュベーションする．あらかじめ37℃に加温しておいた25mM $CaCl_2$ 溶液100μlを加えると同時にストップウォッチを始動し，凝固時間（APTT）を測定する．
③標準血漿をPC活性100%として，ベロナール緩衝液で希釈系列を作製し，グラフ用紙の縦軸に凝固時間（秒）を，横軸にPC活性（%）をプロットして検量線を作成する（**図V-19**）．PC活性が105%の血漿を検体として操作した場合，凝固時間は87〜131秒，PC活性が22%の血漿を検体として操作した場合，凝固時間は56〜85秒の範囲となる．10倍希釈検体のPC活性（%）は，検量線から直接読み取る．PC活性が低い場合は，5倍希釈し検量線から得られた値を1/2倍する． |

図V-19　PC活性検量線の例

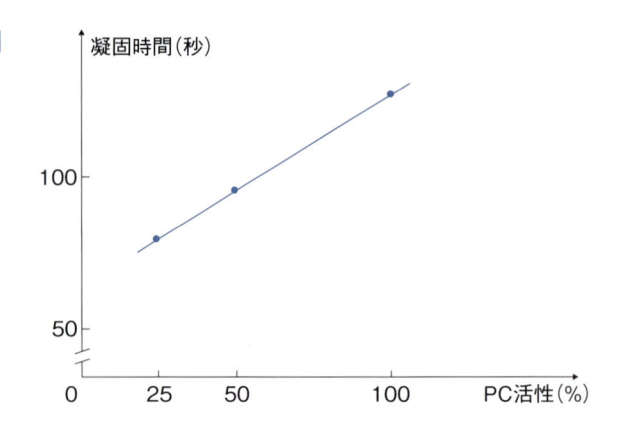

PC活性が高い場合は血漿を20倍希釈し得られた値を2倍する．

**結果**
正常域は60〜140％．
低下が問題となる．

**考察**
ワルファリン投与中やビタミンK欠乏状態ではPC活性は低値となり，抗体との結合も低下してPC抗原量も低値となるので，ワルファリン投与前に測定する必要がある．血漿ヘパリン濃度1U/mlまで影響を受けないので，DVTに対するヘパリン投与中でも測定意義がある．ループスアンチコアグラントや抗リン脂質抗体の影響を受ける．Ⅷ因子活性が250％以上のときは，偽低値を示す．合成基質S-2366を用いた発色性合成基質法もある．

文献：
1) STA試薬シリーズプロテインC（クロット）およびスタクロットプロテインCⅡ（ロシュ・ダイアグノスティックス社）添付文書．
2) $Thromb\ Res$, **43**：253〜264，1986．＜凝固時間法＞

（小山高敏）

# 3 プロテインS (protein S; PS)

### 事前準備
測定原理を教科書で理解しておく．

### 実習目標
PSの測定法には，補助因子活性を測定するPS活性測定法と，抗原量を測定する免疫学的測定法がある．活性測定法には，凝固時間を利用した方法がある．PSが酵素活性をもたないので，発色性合成基質で測定することができない．抗原量を測定する免疫学的測定法には酵素免疫法（EIA，ELISA）が用いられるが，特に補助因子機能を有する遊離型PS抗原量測定が臨床的によく用いられている．EIA法はほかのタンパク質抗原量測定と原理は同じである．

### 検討課題
凝固時間法を用いた抗凝固活性測定法の習得．キットは高価なので，5～6人のグループ班で行う．

**目的** PSは肝臓や血管内皮細胞で産生される．VaおよびVIIIaを失活させる活性化プロテインC（APC）の補助因子として，血液凝固反応を抑制する．PSは血漿中では補体系制御因子であるC4BP結合タンパク質（C4b-binding protein；C4BP）と会合・乖離の平衡状態にあり，約60％がC4BPとの複合型として，40％は遊離型として存在する．遊離型（free）PSのみがAPCの補助因子として働く．先天性PS欠損症は，常染色体優性遺伝形式をとる血栓性素因となり，深部静脈血栓症（DVT）をきたしやすい．臨床的には，後天性の低下より先天性欠損症を見出す際に測定することが多い．先天性血栓性素因としてPS欠損症が疑われる際はPS活性を測定し，低下があれば，抗原量測定も行い，欠乏症か分子異常症かを判別する．遺伝子検査を研究施設に依頼することもある．

**原理** PS欠乏血漿を用い，PCの生理的基質であるVaを添加し，APCによる凝固時間の延長を促進する補酵素活性として測定する．

**器具**
・遠心分離機（血漿分離用）
・恒温槽（37℃）
・ストップウォッチ
・ミキサー
・メスピペット各種

- マイクロピペットとチップ各種
- プラスチック製試験管
- 精製水

**試薬**　乏血小板クエン酸血漿を，学生同士で採血した血液から分離して検体とする．「STA試薬シリーズプロテインS（クロット）」（富士レビオ）は用手法では20検体用で，試薬は，人数を考え，必要な数の測定キットを用いる．

**操作法**
①PS欠乏血漿とAPC剤（0.5 nkat/ml），Va試薬（17.6 mU/ml）それぞれに精製水1mlを加え，内容物を溶解する．再び栓をし，泡立てないように穏やかに振り，室温で60分間静置して完全に溶解する．使用前にゆっくり振盪する．

②被検血漿をベロナール緩衝液（「プロテインC」の項参照）で10倍に希釈する（例：100μl血漿＋900μlベロナール緩衝液）．

③希釈血漿100μl，PS欠乏血漿100μl，APC剤100μl，Va試薬100μlをよく混和して，37℃，2分間インキュベーションする．あらかじめ37℃に加温しておいた25mM $CaCl_2$溶液100μlを加えると同時にストップウォッチを始動し，凝固時間を測定する．

④標準血漿をPS活性100%として，ベロナール緩衝液で希釈系列（上記10倍のほか，15倍，20倍希釈で，PS活性66.6%，33.3%）を作製し，グラフ用紙の縦軸に凝固時間（秒）を，横軸にPS活性（%）をプロットして検量線を作成する（**図V-20**）．PS活性が95%の血漿を検体として操作した場合，凝固時間は93〜141秒，PS活性が0%のPS欠乏血漿を検体として操作した場合，凝固時間は65〜89秒の範囲となる．

**結果**　正常域はPS活性65〜140%．遊離型PSは6〜13μg/ml（60〜150%）で，総PS抗原量は15〜30μg/ml．

図V-20　PS活性検量線の例

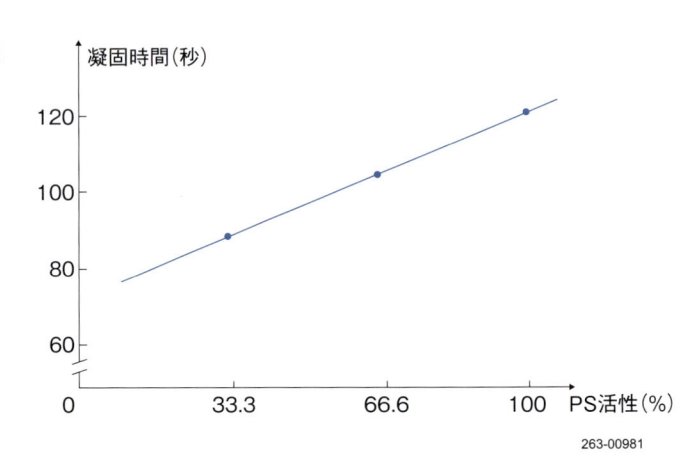

**考察** 肝機能障害では産生が低下する．DICでも消耗性にまた肝機能障害が重なって低下する．妊婦および経口避妊薬服用者では特に遊離型PS低下により，PS活性も低下する．ワルファリン投与中やビタミンK欠乏状態ではPS活性は低値となり，抗体との結合も低下してPS抗原量も低値となるので，ワルファリン投与前に測定する必要がある．血漿ヘパリン濃度1U/mlまで影響を受けないので，DVTに対するヘパリン投与中でも測定意義がある．ループスアンチコアグラントや抗リン脂質抗体の影響を受けてPS活性は高く出る．Ⅷ因子活性が250%以上のときは偽低値を示す．

文献：
1) STA試薬シリーズプロテインS（クロット）およびスタクロットプロテインS Ⅱ添付文書（ロシュ・ダイアグノスティックス社）．
2) *Thromb Haemost*, **62**：1144〜1145, 1989. ＜凝固時間法＞

（小山高敏）

# 4 抗Ⅷ因子抗体

## 事前準備

測定には特殊な試薬を必要としないので，一般の実習室や検査室でも実施できる．一方，陽性例はまれであるが，実習を行うのであれば抗Ⅷ因子抗体患者血漿を入手したい．ただし，先天性血友病例に頻度が高いHCVなどのウイルス感染陽性血は実習には用いない．

## 実習目標

凝固因子インヒビター力価測定法の習得．

## 検討課題

特定の凝固因子に対する抗体が，特定の凝固因子活性を抑制する力価を検出する．

**目的** 先天性血友病A患者に凝固因子製剤や輸血を行った際には，同種抗体としてⅧ因子に対する抗体（インヒビター）を発生することがある．また，まれに高齢者や妊婦，種々の基礎疾患を有する患者で，自己抗体としてⅧ因子インヒビターが産生されることがある．あらゆる凝固因子に対する自己抗体の症例が報告されているが，Ⅷ因子インヒビターが最も頻度が高く，後天性血友病ないし後天性血友病Aともいわれる．先天性血友病では，Ⅷ因子インヒビターが発生すると，Ⅷ因子製剤の補充療法の効果が得られなくなる．後天性血友病では，皮下出血，筋肉内出血，血尿などの出血症状が現れ，血液凝固のスクリーニング検査でAPTTの延長が認められる．いずれの場合でも，インヒビターの診断がなされた場合，出血症状には活性化Ⅶ因子製剤や活性化プロトロンビン複合体製剤を用いたバイパス療法，後天性の場合の免疫抑制療法など特殊な治療が必要となるので，スクリーニング検査と精密検査（下記Bethesda法）が重要となる．患者血漿と正常血漿の混合血漿のAPTTによるスクリーニング（交差混合試験）については「Ⅴ-2-③活性化部分トロンボプラスチン時間」（p.99）参照．

**原理** 被検血漿と標準（正常プール）血漿を混合すると，被検血漿に存在する抗Ⅷ因子抗体が正常血漿中のⅧ因子活性を阻害する．この混合液の残存Ⅷ因子活性を測定し，対照と比較して被検血漿中の抗体力価を測定する．以下の操作法をベセスダ（Bethesda）法と呼ぶ．

| 器具 | APTT測定と同様．「Ⅴ-2-③活性化部分トロンボプラスチン時間」（p.99）参照． |
|---|---|

| 試薬 | 乏血小板クエン酸血漿を，学生同士で採血した血液から分離して検体とする．抗Ⅷ因子抗体陽性検体も可能ならぜひ入手したい．2人1組でも行える． |
|---|---|

- APTT試薬
- Ⅷ因子欠乏血漿，標準血漿：シスメックス社，ロシュ・ダイアグノスティックス社などから市販されている．標準血漿の代わりに正常プール血漿を用いてもよい．
- 25mM $CaCl_2$溶液
- イミダゾール緩衝液：イミダゾール3.4gとNaCl 5.85gに精製水約600mlを加えて，0.1N HCl約180mlを加え，pH7.3に調整したのち，精製水を加えて1,000mlとする．

| 操作法 | |
|---|---|

①被検血漿の希釈系列をつくる．過去のデータがなく抗体価の予測がつかないときは，原血漿，3，10，30，100，300，1,000倍の希釈系列をつくり測定に用いる．この希釈系列でおよその抗体価を求めたあと，その周辺の濃度で倍数希釈系列をつくり精密な測定を行う．

②希釈被検血漿100μlと標準血漿100μlを混合して37℃で2時間，反応させる．

③対照としてイミダゾール緩衝液と標準血漿100μlを混合して37℃で2時間，反応させる．

④上記②③の混合液について，APTTを用いた凝固一段法によるⅧ因子活性の定量を行う．

⑤②混合液のⅧ因子活性がX%，対照③のⅧ因子活性がY%のとき，(X/Y)×100を残存因子Z%とする．

⑥Z%が100%のとき抗体価は0で，50%のとき1単位とする．抗体力価Bは，$\log Z = -\log(2 \times B) + 2$から求める．測定誤差を少なくするために，Zは25%から75%の間の値から抗体価を算出する．

⑦抗体力価Bに希釈倍率を乗じ，それらの平均値を最終的な抗体力価（Bethesda単位；BUあるいはBU/mlと表記）とする．少なくとも，3種以上の希釈倍率の血漿を用いて求めた抗体価を平均することが望ましい（図Ⅴ-21）．

図V-21 残存Ⅷ因子活性からの Bethesda 単位への変換図
（『最新臨床検査学講座／血液検査学』より）

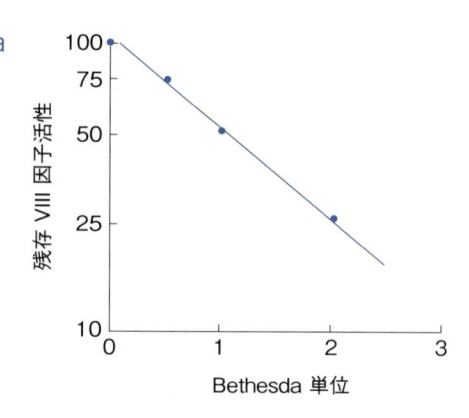

**結果** 陰性が標準．

**考察** インヒビター症例では，製剤投与後のインヒビター力価の増加の程度により，high responderとlow responderに分かれ，前者ではⅧ因子製剤投与後インヒビター価が5 BU以上に上昇する．抗Ⅷ因子抗体は複雑な反応動態を示す場合が多く，希釈直線性を認めないこともある．その際は，便宜上50％に近い残存因子活性が得られた希釈検体のうちで最も低希釈検体の成績を採択する．インキュベーション操作中pHを一定に保つため，イミダゾール緩衝液を等量混合した正常およびⅧ因子欠乏血漿を等量混合して対照とするNijmegen変法もあり，インヒビター検出感度が0.6 BU未満の低値でも測定できるようになる．臨床現場では，検査室間で正常コントロール検体の標準化がなされていないので，検査室間でインヒビター力価には差が出る可能性があり，時期をずらした検査と臨床経過を併せた専門的評価が必要となる．インヒビターがあると当然Ⅷ因子活性は低下して記録され，インヒビター力価が高ければ低下は強くなり，試験管の中では1％未満となってしまうことも多い．理論的には$x$ BUあれば，Ⅷ因子活性は$1/2^x$に低下する．しかし，インヒビター活性の出現に時間を要し，活性が残存している場合もあれば，生体内では常にⅧ因子が産生されていることから，生体内での凝固活性，出血症状と乖離がある場合もある．

文献：
1) *Thromb Diath Haemorrhag*, **34**：869〜872, 1975. ＜Bethesda法＞
2) 金井正光編：臨床検査法提要（改訂32版）．金原出版，2005，440〜441.＜Bethesda法＞
3) *Thromb Haemost*, **73**：247〜251, 1995.＜Nijmegen変法＞

（小山高敏）

# 5 ループスアンチコアグラント
(lupus anticoagulant；LA)

## 事前準備

測定原理を教科書で理解しておく．

## 実習目標

希薄なリン脂質の存在下で凝固時間を測定した場合，LAが存在するとその凝固時間が延長することによりLAの存在を知ることができ，APTTやカオリン時間（KCT）法が古くから知られていたが，ラッセル蛇毒は，外因系・内因系をバイパスして直接X因子を活性化するので，接触因子やⅧ因子の欠損，抗Ⅷ因子抗体の影響を受けず，APTT法に比してよりLAに特異的である．ここでは希釈ラッセル蛇毒時間（dilute Russell's viper venom time；DRVVT）法を用いたLA検出法を実習する．第二試薬にはLAを吸収するために過剰のリン脂質を加えてあり，第二試薬を用いて凝固時間を測定した場合に，第一試薬で延長した凝固時間との比をみることにより，LAの存在を確認することができる．LAはリン脂質依存性の凝固時間を延長するが，臨床的には大部分，血栓症と関連している．出血の原因となり，APTTを延長させる抗Ⅷ因子抗体との鑑別が臨床的に重要である．

## 検討課題

LAをリン脂質依存性凝固時間DRVVTで検出し，過剰のリン脂質を用いた抗リン脂質抗体中和法を併用して確認する独特の標準検査法を習得する．3人のグループ班で行う．

**目的** LAは陰性荷電を有するリン脂質またはプロトロンビンのような凝固因子とリン脂質の複合体に対する自己抗体である．LAは自己免疫疾患で高率に検出される．LAは代表的な抗リン脂質抗体の一つで，LAを有する患者では血栓症，習慣性流産，血小板減少症などの共通の臨床症状が観察され，抗リン脂質抗体症候群（antiphospholipid syndrome；APS）という疾患概念が確立されている．LAの検出はAPSの診断基準にも含まれており，SLE診断基準（2012年，SLICC）にも採用されている．凝固時間の検査で延長を示す場合には，その原因が凝固因子欠乏や凝固因子に対するインヒビターの存在によるのか，LAの存在によるのかによって治療方針が大きく異なるため，明確に区別する必要がある．

| 原理 | クエン酸血漿と試薬1（ラッセル蛇毒／ダイズリン脂質）を混合すると，蛇毒により血漿中のX因子が活性化され，凝固が始まる．血漿中にLAが存在すると凝固に必要なリン脂質がLAによって消耗され，凝固時間が正常の場合に比して延長する．この凝固時間延長によってLA存在の可能性が示唆される．過剰のリン脂質を加えた試薬2（ラッセル蛇毒／過剰ダイズリン脂質）を用いて同様に凝固時間を測定し，凝固時間が短縮されるか否かを確認することで，試薬1で認められた凝固時間延長がLA（抗リン脂質抗体）によるものか否かを確認できる． |

| 器具 | ・遠心分離機（血漿分離用）<br>・恒温槽（37℃）<br>・ストップウォッチ<br>・マイクロピペット（特に200 $\mu$l と1,000ないし2,000 $\mu$l）とチップ各種<br>・10×75mmガラス試験管<br>・精製水 |

| 試薬 | 乏血小板クエン酸血漿を，学生同士で採血した血液から分離して検体とする．LA陽性検体も可能ならぜひ入手したい．「グラディポア」（医学生物学研究所）1キットで9検体分であるので，試薬は，人数を考え，必要な数の測定キットを用いる． |

| 操作法 | ①試薬1（ラッセル蛇毒／ダイズリン脂質）と試薬2（ラッセル蛇毒／過剰ダイズリン脂質）とも2mlの精製水で溶解する．バイアルを転倒して凍結乾燥した試薬が完全に溶解するまでよく混合する．<br>②調製した試薬1を試験管中であらかじめ37℃にインキュベーションしておく．<br>③調製した検体血漿200 $\mu$l をガラス試験管に添加し，37℃で1分間インキュベーションする．<br>④あらかじめインキュベーションしておいた試薬1の200 $\mu$l を血漿に加え，凝固するまでの時間を測定する（T1）．同時に，調製した試薬2を用いて同様に操作し，凝固時間（T2）を測定する．<br>⑥T1とT2の比T1/T2を計算し，結果として報告する． |

| 結果 | 陽性とするにはT1の延長が必要である．<br>T1/T2 ≧ 1.3 ………… 陽性<br>1.3 > T1/T2 ≧ 1.1 …… ボーダーライン<br>1.1 > T1/T2 ………… 陰性<br>ボーダーラインにある場合は，混合試験など他の試験結果を考慮して推移を注意深く観察する． |

**考察**

特にDRVVT法に影響を与えるLAのサブタイプは$\beta_2$GPI依存性のLAであり，KCT法に影響を与えるプロトロンビン要求性のLAではないことが報告されている．しかもELISA法で検出される抗カルジオリピン抗体よりも，DRVVT法によって検出されるLAのほうが血栓症と密接に関連する．一方，ELISAで検出されるホスファチジルセリン依存性抗プロトロンビン抗体（aPS/PT）は，APSの臨床症状やLAの検出と強い相関があるとの報告がある．LAは"抗リン脂質抗体"と完全に同義ではないが，APSの原因となるいわゆる"抗リン脂質抗体"と近い．

文献：
1) LAテスト「グラディポア」添付文書（医学生物学研究所）．
2) *J Thromb Haemost*, **4**：295〜306, 2006. <APS診断基準>
3) *Blood Coagul Fibrinol*, **1**：259〜266, 1990. <DRVVT法>
4) *Arthritis Rheuma*, **48**：886〜895, 2003. <aPS/PT>

（小山高敏）

## 6 プラスミンインヒビター
(plasmin inhibitor ; PI)

### 事前準備

測定原理を教科書で理解しておく．

### 実習目標

PI（従来の$\alpha_2$-プラスミンインヒビター，$\alpha_2$-アンチプラスミン）の測定法には，線溶阻止活性を測定するPI活性測定法と，抗原量を測定する免疫学的測定法があるが，抗原量測定キットは販売中止となっている．臨床的にはPI活性測定のみが行われるので，実習では発色性合成基質を用いた活性測定法の原理と手技を習得する．

### 検討課題

発色性合成基質を用いた活性測定法である．合成基質を含むキットは高価なので，3～5人のグループ班で行う．

**目的**

PIは肝臓で合成される最も重要な線溶阻止因子で，肝機能障害ではその産生が低下する．DICでは，消耗性にまた肝機能障害が重なって低下する．いったん止血したあとに再び止血部位から出血が始まる後出血の型の出血傾向がみられる症例で，先天性PI欠損症が疑われる場合にも測定される．先天性は常染色体劣性遺伝形式を示し，きわめてまれである．

**原理**

被検血漿に発色性合成基質と一定過剰のプラスミンを加えると，PIはその活性に応じてプラスミンと結合し，瞬間的に活性のない複合体（plasmin-plasmin inhibitor complex；PIC）を形成する．その後，残存プラスミンにより基質から$p$-ニトロアニリンが遊離してくる．プラスミンの残存活性は被検血漿中のPI活性を反映するので，遊離した$p$-ニトロアニリンを波長405nmで比色定量することによりPI活性を求める（**図V-22**）．

**器具**

・遠心分離機（血漿分離用）
・恒温槽（37℃）
・分光光度計
・ストップウォッチ
・ミキサー
・メスピペット各種
・マイクロピペットとチップ各種

### 図V-22 発色性合成基質によるPI活性測定法

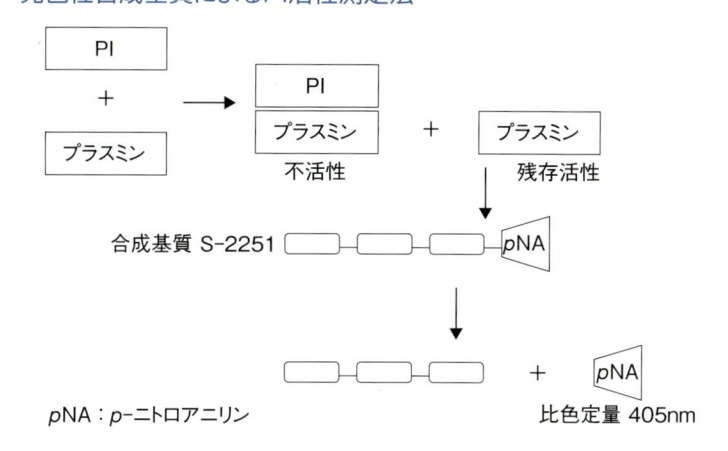

```
    PI
         →    PI
    +         プラスミン    +    プラスミン
 プラスミン      不活性           残存活性
                                    │
                                    ↓
  合成基質 S-2251 ▭-▭-▭-pNA

                    ↓

                 ▭-▭-▭    +   pNA

 pNA：p-ニトロアニリン            比色定量 405nm
```

**試薬**
- プラスチック製試験管
- 精製水，生理食塩水
- 2％クエン酸ないし50％酢酸
- 正常血漿剤粉末：ヒト正常血漿（1 ml/1 ml用バイアル）（キットは自動分析装置用なので反応停止液を用いて，実習でも使用できるようにする）

- 乏血小板クエン酸血漿を，学生同士で採血した血液から分離して検体とする．テストチーム®S APLキット（積水メディカル）1箱を用いる．
- プラスミン溶液：1.2 nkat/ml
- 基質液：H-D-バリル-L-ロイシル-L-リジル-p-ニトロアニリド・二塩酸塩（S-2251）（1.64 mg/ml用バイアル）
- 反応停止液：2％クエン酸ないし50％酢酸
- 正常血漿剤粉末：ヒト正常血漿（1ml/1ml用バイアル）

**操作法**
① 正常血漿剤粉末を精製水1mlで溶解する．
　基質液および正常血漿は溶解後約30分間，プラスミン液は約1時間，室温に放置してから使用する．
② プラスチック製試験管に検体，希釈正常血漿，生理食塩水を4μlずつ別々に採取する．ダブルで行うと計6本の試験管が必要となるので，実習人数に合わせて調整する．
③ プラスミン液200μlを加え混和し，37℃で約5分間加温する．
④ 基質液80μlを加え混和し，37℃で正確に120秒間加温する．各試験管に基質液を等時間間隔で（たとえば15秒ごとに）順番に加える．
⑤ 反応停止液2mlを順番に基質液を加えたのと等しい時間間隔で（たとえば15秒ごとに）加え混和する．
⑥ 分光光度計にて精製水を対照に波長405nmで吸光度を測定する．
⑦ グラフ用紙の縦軸に吸光度を，横軸にPI活性（％）をとり，正常血

漿の活性および生理食塩水の活性と対応する吸光度をプロットし，2点を通る直線を引き，検量線とする．この検量線を用いて検体の吸光度（精製水を対照とする）からPI活性を求める．

$$\frac{[生理食塩水（0\%）の吸光度—検体の吸光度] \times 100}{生理食塩水（0\%）の吸光度—正常血漿（100\%）の吸光度}$$

と，計算でも求められる．

### 結果

活性の基準値は80〜130%．

### 考察

自動分析器用キットなので，反応停止液を用いて反応を停止させ，通常の分光光度計で吸光度を測定するのが用手法としてよい．自動分析機器用キットでは，希釈倍数を増やしてビリルビン，乳び，溶血の影響はほとんどないものが使われている．

文献：
1) テストチーム®S APLキット添付文書（積水メディカル）.
2) *Thromb Res*, **33**：379〜388, 1984. ＜合成基質法＞

（小山高敏）

## 7 プラスミノゲンアクチベータインヒビター
(plasminogen activator inhibitor-1; PAI-1)

### 事前準備

測定原理を教科書で理解しておく．

### 実習目標

PAI-1は主として血管内皮細胞や脂肪細胞で産生されるプロテアーゼインヒビターで，プラスミノゲンアクチベータ（PA）の制御因子である．血小板にも高濃度に存在するが，放出機序や潜在型から変化するかなど不明な点が多い．血漿中PAI-1はその多くが，t-PA/PAI-1複合体や非活性型（潜在型）で存在するなど多様な存在形式を示すことから，臨床的には総PAI抗原（t-PA/PAI-1複合体，活性型PAI-1，潜在型PAI-1）量測定が行われる．PAI-1が過剰にあると血栓傾向が，欠損すると出血傾向が出現する．

### 検討課題

96穴ウェルプレートを用いたELISA法やラテックス凝集法の習得を行うが，他の抗原量測定で行われるので，高価な試薬を用いてあえて行わなくてよい．

**目的**　線溶活性の低下する病態の多くが，高PAI-1血症による．臨床的には重症感染症ではエンドトキシンが直接PAI-1の産生を増加させ，炎症性サイトカイン刺激により，さらにPAI-1産生が増加してDICや臓器障害などの臨床症状を悪化させる．肥満，糖尿病，脂質異常症では高PAI-1血症を合併することが多く，メタボリックシンドロームや生活習慣病における血栓症発症のリスク増大の一因となっている．実習では酵素免疫（enzyme immunoassay；EIA）法（enzyme-linked immunosorbent assay；ELISA）ないしラテックス免疫比濁法の原理と手技を習得する．なお，t-PA/PAI-1複合体量のみを測定するキットもある．異常高値を示す場合は，その他，感染症（特に敗血症などの重症感染症），DIC，動静脈血栓症，骨髄移植後の静脈閉塞症，閉経後女性などの報告がある．異常低値には後出血症状を呈する出血性素因となる先天性PAI-1欠損症があるが，常染色体劣性遺伝形式をとり，きわめてまれである．

**原理**　ELISA法では，マウス抗ヒトPAI-1モノクローナル抗体をコートしたウェルに希釈血漿を添加し，抗PAI-1抗体・PAI-1複合体を形成させる．未反応液を除去，洗浄後，認識部位の異なるペルオキシダーゼ標識抗PAI-1抗体を添加し，抗PAI-1抗体・PAI-1複合体・ペルオキシダーゼ標識抗PAI-1抗体を形成させる．未反応液を除去，洗浄後，酵素基質

液を添加し，酵素反応を進行させる．反応停止液を添加し，生成物を比色定量し，PAI-1標準品の測定値から被検血漿のPAI-1濃度を算出する．
ラテックス免疫比濁法では，マウス抗ヒトPAI-1モノクローナル抗体感作ラテックスを用い，総PAI-1抗原と結合して凝集した濁度の変化量を分光光度計により測定する．

**器具** 免疫比濁法で，ナノピア®PAI-1（積水メディカル）などと全自動血液凝固測定装置を用いて測定される．

**結果** 基準値は50ng/ml以下．

**考察** PAI-1値には日内変動があり，朝，最高値をとる．妊娠時にも上昇し，出産後すみやかに元に戻る．マウス抗ヒトIgGを用いた酵素免疫法では共通であるが，まれに抗マウスIgG抗体を有する者は偽高値を呈する．採血に手間取った検体や採血後室温で放置してある検体では，血小板からPAI-1が放出されて高値を示すことがある．内臓脂肪蓄積とともに起こる脂肪細胞でのPAI-1の発現亢進とその過剰分泌が，高PAI-1血症の原因となり，ひいては脳梗塞や心筋梗塞といった動脈血栓症発症に大きく関与すると考えられている．インスリン抵抗性という病態においてPAI-1の発現上昇が認められており，血中PAI-1量は，血中のインスリン，グルコース，遊離脂肪酸，超低比重リポタンパク（VLDL）などのパラメーターと強い相関がある．このようにPAI-1と動脈血栓症のかかわりは注目されている．

文献：
1)「ナノピア®PAI-1」添付文書（積水メディカル）．
2) *Blood*, **71**：220～225，1988．＜ELISA法＞

（小山高敏）

# VI

# 自動血液検査装置

# 1 血球計数装置

**VI 自動血液検査装置**

### 事前準備

①電源を入れる前に各種試薬量をチェックし，不足の試薬があったら補充するとともに，廃液ボトルに廃液チューブがセットされているかどうかを確認する．
②使用する20〜30分前に電源を入れてスタートアップを行う．
③バックグラウンド値をチェックし，高ければ液系ラインの洗浄を行うか，希釈用試薬を変えてみるなどの対応をとる必要もある．

### 実習目標

血球計数装置の概要を理解し，使用方法を習得するとともに，実習を通して血球計数装置の精度管理方法を学習する．

### 検討課題

次のような検体に遭遇した場合，どの項目にどのような影響（誤差）が出るか粒度分布図（**図VI-1**）との関係を含めてグループで検討する．
①破砕赤血球の断片や微小赤血球の出現，②血小板凝集塊の存在，③巨大血小板の出現，④寒冷凝集素の存在，⑤高蛋白血症，⑥赤芽球の出現，⑦強い乳び検体，⑧白血球増多症（CMLなど）．

図VI-1　粒度分布図の一例

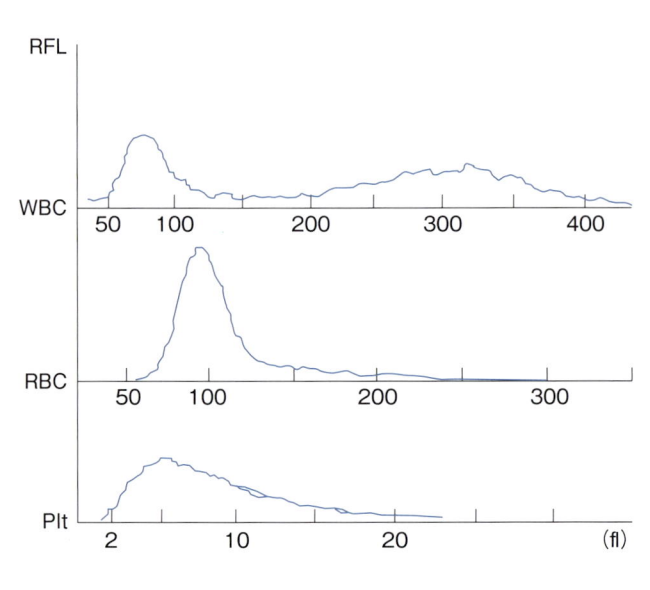

# VI 自動血液検査装置

**目的**

血球計数装置を用い，WBC，RBC，Hb，Ht，MCV，MCH，MCHC，Pltを測定し，測定精度を確認する．加えて，WBC，RBC，Pltの粒度分布図も理解する．さらに，血球計数に関する精度管理を学習する．

**原理**

血球計数装置を測定原理面から分類すると，電気抵抗法と光散乱法に分けられる．

**電気抵抗法**は図VI-2のように，電解質溶液で希釈された血液が外部電極（陰極）側のアパーチャバスに入ると，アパーチャ（細孔）を通って内部電極（陽極）側に吸引される．このとき，電気抵抗はアパーチャを通過する血球容積に比例した大きさのパルスとして現れる．このパルス数が血球数，パルスの大きさが血球容積となる．

**光散乱法**（図VI-3）は流体学的に希釈液で形成された鞘（sheath）内を希釈血液が細く絞られて流れるため，血球はほぼ1列になって通過する．この血球に単一波長光（レーザ光線）を直角に当てると，照射光は血球に当たって散乱する．この散乱強度は光電子増倍管で電気信号に変換され，それぞれの血球に特異的なパルスを生じる．電気抵抗法と同様，パルス数が血球数，パルスの大きさが血球容積となる．

図VI-2 電気抵抗法の検出部

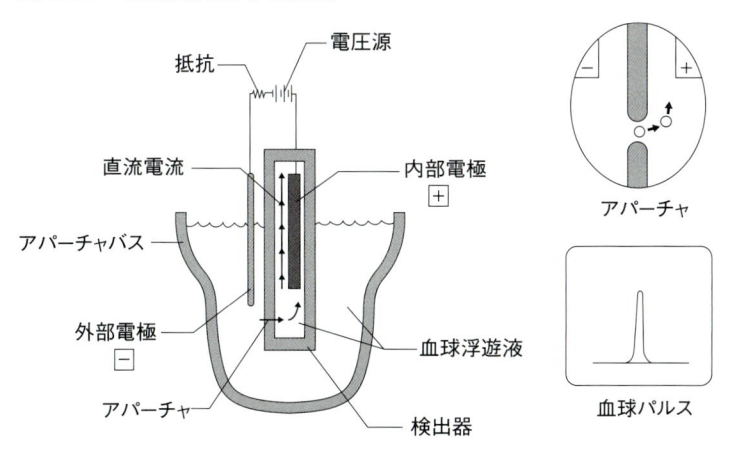

図VI-3 光散乱法のシース部

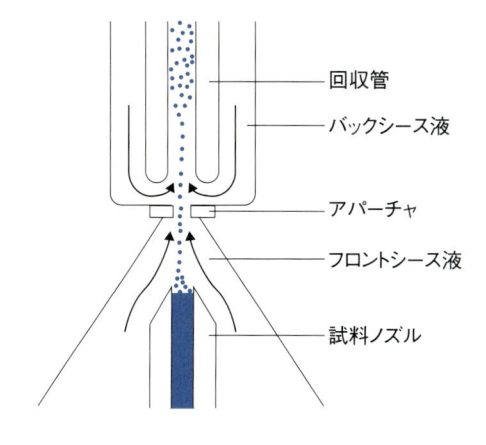

**器具**
- 血球計数装置
- EDTA-2K入り真空採血管
- 採血用具一式
- 試験管台
- ガーゼ

**試薬**

市販の装置専用試薬を用いるので試薬調製の必要はない．
- コントロール血球
- 血球計数装置試薬（機種によって試薬の種類や試薬数が異なる）

**操作法**

①EDTA-2K入り採血管に採血し，ただちに混和する．
②測定に先立ち，採血管を傾けてフィブリンの析出や凝固の有無をチェックし，問題ないことを確認する．
③マニュアルモード測定では，検体を1本ずつ用手で吸引し，測定する．
④自動測定モードでは検体を専用ラックに入れ，装置にセットしたあと，スタートボタンを押すことによって自動測定される．
⑤測定が終わったらデータおよび粒度分布図を出力し保存する．

**結果**

①コントロール血球の測定値と表示値とを比較して正確度のチェックを行う．
②3回以上測定したデータ（WBC, RBC, Hb, Ht, MCV, MCH, MCHC, Plt）を項目ごとに実習ノートにまとめる．さらに，各項目の平均値 $\bar{x}$，標準偏差 $SD$，変動係数 $CV$ を求め，精密性を確認する．
③粒度分布図も出力しておく．

**考察**

①赤血球系および白血球数，血小板数のおのおのについて，増加および減少する場合の疾患との関係を調べる．
②血球計数装置の長所と短所について考察する．
③血球計数装置に関する精度管理方法の種類と概要を考察する．

文献：
1) 奈良信雄ほか：臨床検査学講座／血液検査学（第2版）．医歯薬出版，2006, 88〜91.
2) 血球計数装置の技術と進歩．*Sysmex Journal*, **22**：78〜84, 1999.

（山田輝雄）

# 2 血球分類装置

## 事前準備

①電源を入れる前に各種試薬量をチェックし，不足の試薬があったら補充するとともに，廃液ボトルや廃液チューブがきちんとセットされているか確認する．
②使用する20〜30分前に電源を入れてスタートアップを行う．
③バックグラウンド値をチェックし，高ければ液系ラインの洗浄を行うか，希釈用試薬を変えてみるなどの対応をとる必要もある．

## 実習目標

①フロー方式による血球分類装置の概要を理解し，操作法を習得する．
②白血球分類とスキャッタグラム（2次元分布図）の関連を学ぶ．
③同一検体を3回以上測定し，好中球・好酸球・好塩基球・リンパ球・単球の再現性を確認する．

## 検討課題

異常細胞の出現はスキャッタグラムやヒストグラムの変化として現れる場合が多いので，実習では，まず使用している装置のスキャッタグラム上に分布する正常細胞集団の位置と分布の形を理解する（**図Ⅵ-4**）．そのうえで，スキャッタグラムに異常が現れたり，異常メッセージが出た場合は塗抹標本を作製し，目視による確認を行ってみる．

図Ⅵ-4 スキャッタグラム（正常例）

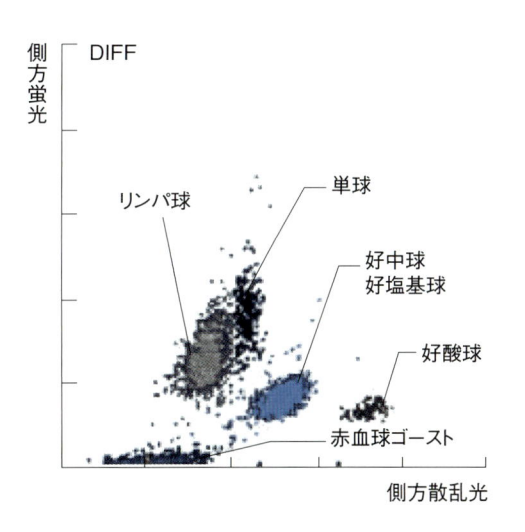

**目的**

1980年代に広く普及したパターン認識方式の血球分類装置はほとんど姿を消し，今日では血球計数装置と一体化したフロー方式による5分類が主流である．本実習では，最も広く普及しているフロー方式による血球分類装置の操作法，スキャッタグラムの見方，異常メッセージの意味などを理解する．

**原理**

### フロー方式

一般にフロー方式と呼ばれる血球分類装置は検出部とフロー系からなる．検出部は，光散乱法と，電気抵抗および光散乱法を組み合わせた方法とがある．流路の特徴であるフロー系は，hydrodynamic focusingと呼ばれる流路絞り込み技術によって希釈試料は細く絞られ，フローセルの中心に形成された希釈液の鞘（sheath）に挟まれたかたちで，血球はほぼ1列になって検出部へ流送される．光散乱法の検出部では，まず照射されたレーザ光は血球表面で散乱し，血球の大きさに関する情報を与える．また，血球内部に侵入したレーザ光は主として内部情報を与える．さらに，その散乱方向が前方と側方によって異なる情報が提供されるので，それらを解析して血球分類が行われる（図Ⅵ-5）．他方，電気抵抗法と光散乱法を組み合わせた装置では，レーザ光の散乱情報のほかに直流抵抗情報と交流抵抗情報を合わせて解析し，血球分類を行うのである．

図Ⅵ-5 光散乱法の原理

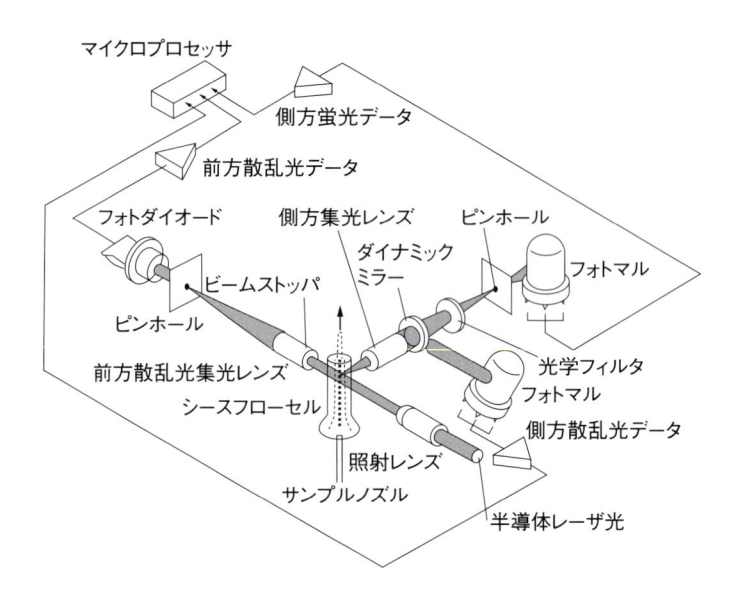

**器具**

・血球計数装置
・EDTA-2K入り真空採血管
・採血用具一式
・試験管台
・ガーゼ

## 試薬

フロー方式による血球分類機能は，血球計数装置と一体化しているので共通試薬となる．

- コントロール血球：使用する血球分析装置専用の市販コントロール血球を用いる．
- 血球分類装置試薬：使用する血球計数装置メーカの専用試薬（機種によって試薬数が異なる）．

## 操作法

基本的には血球計数装置と同様の操作である．

① EDTA-2K入り採血管で採血し，ただちに混和する．
② 測定する前に採血管を傾け，フィブリンの析出や凝固の有無をチェックし，問題ないことを確認する．
③ マニュアルモード測定では，検体を1本ずつ用手で吸引し，測定する．
④ 自動測定モードでは，検体を専用ラックに入れ，装置にセットしたあと，スタートボタンを押すことによって自動測定される．
⑤ データおよびスキャッタグラムを出力し保存する．

## 結果

① コントロール血球の測定値を記録し，表示値と比較して正確度のチェックを行う．
② 3回以上測定した分類データを項目ごとに実習ノートにまとめる．さらに，各項目の平均値 $\bar{x}$，標準偏差 $SD$，変動係数 $CV$ を求める．
③ スキャッタグラムに異常があるかどうかをチェックする．
④ 異常メッセージ（フラッグ）が出た場合はすべて記録する．

## 考察

実際の病院検査室では，血球分類装置のデータを無条件で報告するようなことは普通行わない．特にスキャッタグラムやメッセージから異常が考えられる場合，検査室ではどのような段階を経て最終結果を報告するのか考察する．

文献：
1) 日本検査血液学会編：スタンダード検査血液学（第2版）．医歯薬出版，2008，105〜109．
2) 奈良信雄ほか：臨床検査学講座／血液検査学（第2版）．医歯薬出版，2006，136〜137．
3) 血球計数装置の技術と進歩．*Sysmex Journal*，**22**：78〜84，1999．

（山田輝雄）

## VI 自動血液検査装置

# 3 血液凝固測定装置

PT：プロトロンビン時間
Fbg：フィブリノゲン
APTT：活性化部分トロンボプラスチン時間

### 事前準備

ここでは，小型で実習応用が可能と考えられる磁気センサによる凝固法を原理としたKC4デルタ（エム・シー・メディカル社）について述べる（**図VI-6**）．

①血液凝固測定装置を準備し，20～30分前に電源スイッチを入れて装置の安定化を図る．約15分で装置の測定部は37℃になる．
②PT活性値（％），Fbgの検量線用グラフ用紙として両対数グラフ用紙を準備しておく．

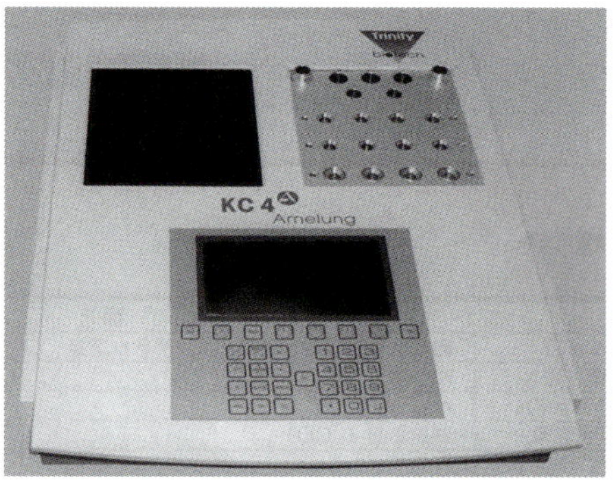

図VI-6　KC4デルタの外観

### 実習目標

①PT，APTT，Fbg量の3項目を自動測定し，血液凝固測定装置の操作法を習得する．
②KC4デルタは検量線を自由に作成できる（手動）ので，PT活性値（％），Fbgの検量線を作成する．
③PTについては次の4つの表記方法を学習する．
　a：凝固時間（秒），b：プロトロンビン時間比（PT比），c：国際標準比（international normalized ratio；INR），d：活性値（％）

### 検討課題

①PT活性値（％）とFbg量の検量線を両対数グラフと方眼紙に描いて比較する．
②PT試薬に添付されている国際感度指数（international sensitivity index；ISI）からINRを求める．

VI 自動血液検査装置

$$\text{PT比} = \frac{\text{被検血漿のPT（秒）}}{\text{対照血漿のPT（秒）}} \qquad \text{INR} = (\text{PT比})^{\text{ISI}}$$

PR (prothrombin ratio)：
プロトロンビン時間比

**目的**　近年の食生活や生活環境の変化に伴って，血液凝固検査は出血性素因に加え血栓性疾患の診断や治療モニターの検査としてきわめて重要で，かつ迅速性の高い検査となっている．本実習ではPT，APTT，Fbgの3項目を自動測定し，装置の操作法を習得する．

**原理**　血液凝固測定装置の測定原理は，①濁度変化をとらえるもの（散乱光，透過光，吸光度），②粘稠度変化をとらえるもの（磁気，電気抵抗，物理的抵抗），③合成基質法，に大別される．ここでは，粘稠度変化をとらえる磁気センサ凝固法のKC4デルタについて記す（**図Ⅵ-7**）．

検体とスチールボール（径約2.0 mm）の入っているキュベットに，専用マルチピペットで試薬を吹き込むとその瞬間にタイマーが作動し，キュベットはゆっくり回転(50 rpm)を始める．凝固反応が進行してフィブリンが析出し始めると粘性が高まり，スチールボールが最初の位置から離れる．この変位を磁力センサが検出した瞬間にタイマーは停止し，凝固時間が表示される．

図Ⅵ-7　磁気センサ凝固法の原理（KC4デルタ）

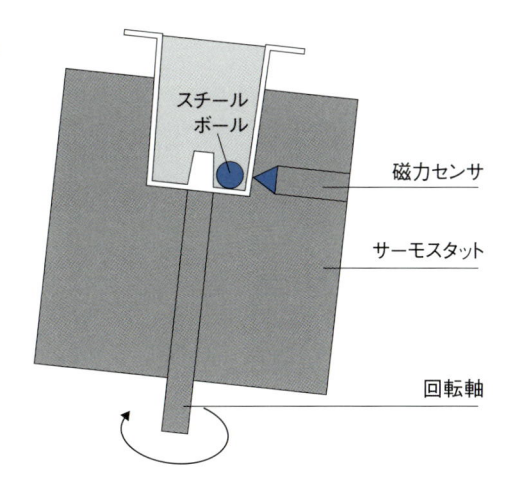

**器具**
・血液凝固測定装置一式
・採血用具一式
・ポリスチレン試験管
・マイクロピペット　50～200 μl
・遠心器

**試薬**
・PT試薬
・APTT試薬
・Fbg試薬
・0.025 mol/l 塩化カルシウム

・オーレン・バルビタール緩衝液 pH 7.35
・3.2％クエン酸ナトリウム溶液（凝固用真空採血管なら不要）

**操作法**

① 必要試薬を使用量試験管に入れ，恒温槽で37℃に加温する．
② スチールボールの入っているキュベットに検体を所定量入れ（PT 50μl，APTT 50μl，Fbg 100μl），加温する（PT，Fbgでは60〜180秒）．APTTは240秒からカウントダウンが始まるので，185秒になったらAPTT試薬を50μl加える．
③ スタートキーを押したあと，専用ピペットで試薬（PT試薬100μl，Fbg試薬50μl，APTTは$CaCl_2$ 50μl）を吹き込むと自動的にタイマーが作動し，測定が開始される．
④ PT検量線作成例：正常プール血漿あるいは市販標準血漿を100，50，25，12.5％になるようオーレン・バルビタール緩衝液 pH 7.35 で希釈系列をつくり，おのおのについてPTを測定する．活性値（％）を横軸に，凝固時間（秒）を縦軸にとって両対数グラフ用紙にプロットすると直線的な検量線が得られる．
⑤ Fbg検量線作成例：Fbg濃度既知の標準血漿をオーレン・バルビタール緩衝液 pH 7.35 で4ないし5ポイントの希釈系列をつくり，検体と同様に測定する．濃度（mg/dl）を横軸，凝固時間（秒）を縦軸に，両対数グラフ用紙にプロットすると，ほぼ直線の検量線が得られる．

**結果**

① APTTは凝固時間（秒）をデータとする．
② Fbgは検量線から濃度（mg/dl）を求める．
③ PTは凝固時間（秒），PT比，INRをそれぞれ求める．活性値（％）については検量線から求める．

**考察**

① 内因系凝固スクリーニング検査を列挙し，その特徴と臨床的意義を考察する．
② PTの臨床的意義を考察する．また，INR表示と経口抗凝血薬療法の治療域を把握する．
③ Fbgの臨床的意義を考察する．

文献：
1) 三村邦裕ほか：臨床検査学講座／検査機器総論．医歯薬出版，2006, 5, 172〜174.
2) 最新臨床検査機器のすべて．*Medical Technology*, **34**(13)：1431〜1439, 2006.

（山田輝雄）

VI 自動血液検査装置

# 4 血小板凝集能測定装置（光透過度法）

## 実習事前準備

血小板凝集能測定装置を準備し，使用する20〜30分前に電源を入れて光電管やヒータを安定化させておく．また，採血後45分から3時間の間に測定を完了することが望ましいので，事前に採血の段取りをつけておく．

## 実習目標

①ADPとコラーゲンについて各2濃度を使って血小板凝集パターンを描く．
②血小板凝集パターンを解析して血小板凝集能低下および亢進を判断する．

ADP：アデノシンニリン酸

## 検討課題

①一次凝集と二次凝集を理解する．
②血小板凝集惹起物質を4つ以上列挙できるようにする．
③血小板機能異常を先天性と後天性に分けて整理する．

**目的**　本検査は先天性血小板機能異常症が疑われる場合や，術後血小板数のリバウンド現象がみられ血栓傾向が疑われるような場合，あるいはDICの予兆が考えられるような場合に有用である．

**原理**

### 光透過度法：Born法

本項では，最も一般的に広く普及している光透過度法（Born法，1962年）について述べる．凝集惹起物質添加前の照射光は，分散している多血小板血漿（platelet-rich plasma；PRP）中の血小板に吸収あるいは散乱するため，光の透過性は低い．このPRP攪拌下に凝集惹起物質を添加すると血小板凝集が開始され，次第に凝集塊と凝集塊の間に隙間ができてくるようになる．すると，光はその隙間を通過できるので，次第に光の透過性は高まっていく．この透過光変化を，乏血小板血漿（platelet-poor plasma；PPP）を盲検として経時的に記録し，血小板凝集曲線として描写する．

| 器具 | ・血小板凝集能測定装置<br>・採血用具一式<br>・3.2%クエン酸ナトリウム溶液入り真空採血管あるいはプラスチック注射器<br>・ポリスチレン試験管<br>・マイクロピペット<br>・遠心器 |
|---|---|
| 試薬 | ・ADP：市販ADP（$0.2\mu mol/vial$：エム・シー・メディカル社）を蒸留水2mlで溶解（$0.2\mu mol/2ml \rightarrow 100\mu mol/l$）し，これを原液として－20℃以下に保存（1カ月安定）．使用時，蒸留水で10と$30\mu mol/l$の2濃度を調製する．<br>・コラーゲン：市販コラーゲン原液（1mg/ml：エム・シー・メディカル社）を専用の希釈保存液で10倍希釈し，$100\mu g/ml$を作製して冷蔵庫に保存（1週間安定）．使用時，生理食塩水で2.5と$20\mu g/ml$の2濃度を調製する． |
| 採血，検体調製 | ①3.2%クエン酸ナトリウムと血液を1：9の割合に混ぜ，ただちに転倒混和する．<br>②血液を室温で200Gで10分遠心し，上清のPRPを静かにポリスチレン試験管あるいはシリコン処理試験管に取り分ける．<br>③残った血液はまだ血漿を含んでいるので，さらに1,500Gで10分遠心してPPPを分離する．<br>④PRPの血小板数を自己のPPPで標準的な血小板数に調整することは行わない（国際血栓止血学会提言）． |

\* 乳びを回避するため，できるだけ空腹時の採血が望ましい．

\* 冷却下で血小板は活性化することからPRPの保存は室温で行う．その際，pHの変動を防ぐために試験管には蓋をしておく．

\* 採血直後の血小板は反応性が悪いので，採血後約15分間室温に放置後に測定し，遅くとも3時間以内に測定を完了するのが望ましい．

| 操作法 | **光透過度法：Born法**<br>①本実習ではADPとコラーゲンについて，各2濃度で行う（濃度は「試薬」の項参照）．<br>②専用スターラーバーの入っている専用キュベットにPRPとPPPをそれぞれ$200\mu l$（装置によって異なる）分注し，血小板凝集能測定装置にセットする．セットと同時にスターラーバーが回転し，撹拌が行われる．<br>③測定開始用のボタン（オート）を押すと，自動的にPRPを0%，PPPを100%になるよう透過率が補正されると同時に，1分間のプレインキュベーションが開始される．<br>④1分間の加温後，ADP $10\mu mol/l$と$30\mu mol/l$およびコラーゲン$2.5\mu g/ml$と$20\mu g/ml$の2濃度をそれぞれPRPの1/10量添加する．このときの終濃度はADP $1.0\mu mol/l$と$3.0\mu mol/l$，コラーゲン$0.25\mu g/ml$と$2.0\mu g/ml$となる． |
|---|---|

図Ⅵ-8 光透過度法による血小板凝集能（正常例）

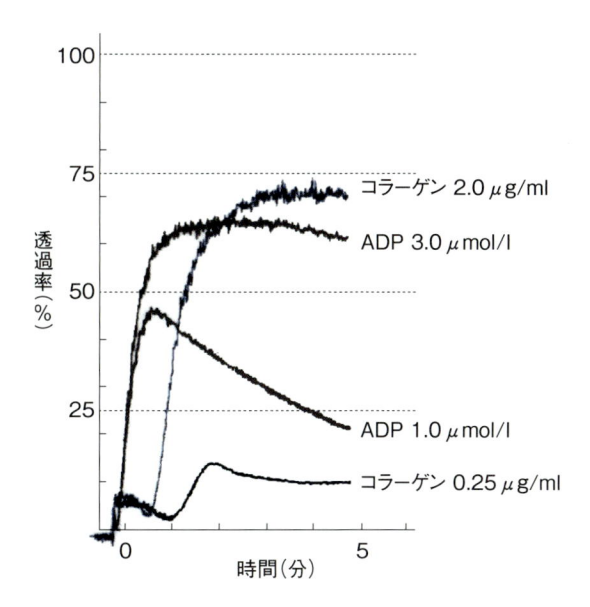

⑤惹起物質添加と同時に血小板凝集が開始され，図Ⅵ-8のような凝集曲線が描写される．

**結果** 実習で得たADPとコラーゲンの2濃度による凝集パターンを，図Ⅵ-9の凝集評価パターンと対比して評価する．

図Ⅵ-9 2濃度法における血小板凝集能評価パターン

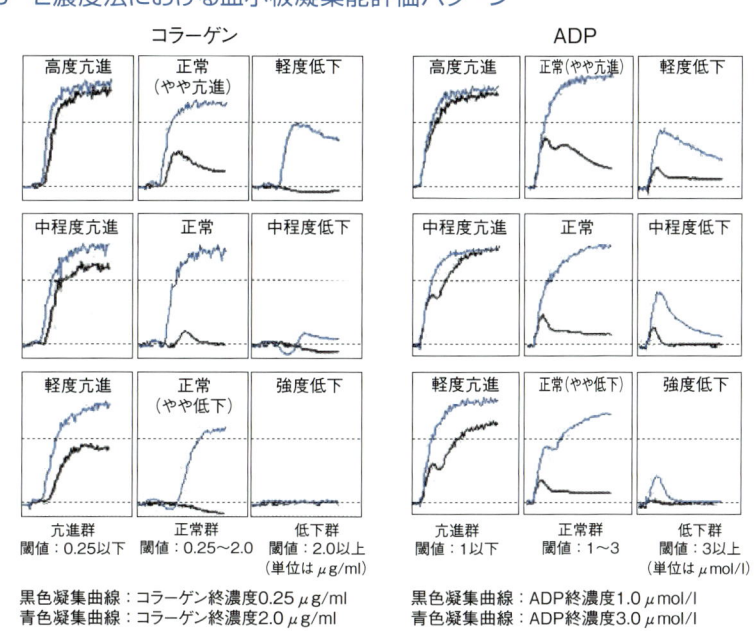

コラーゲン
- 高度亢進／正常（やや亢進）／軽度低下
- 中程度亢進／正常／中程度低下
- 軽度亢進／正常（やや低下）／強度低下

亢進群 閾値：0.25以下
正常群 閾値：0.25～2.0
低下群 閾値：2.0以上
（単位はμg/ml）

黒色凝集曲線：コラーゲン終濃度0.25μg/ml
青色凝集曲線：コラーゲン終濃度2.0μg/ml

ADP
- 高度亢進／正常（やや亢進）／軽度低下
- 中程度亢進／正常／中程度低下
- 軽度亢進／正常（やや低下）／強度低下

亢進群 閾値：1以下
正常群 閾値：1～3
低下群 閾値：3以上
（単位はμmol/l）

黒色凝集曲線：ADP終濃度1.0μmol/l
青色凝集曲線：ADP終濃度3.0μmol/l

**考察**

①血小板凝集能測定装置を原理面から分けると，光透過度法のほかにどんなものがあるか．

②惹起物質による血小板凝集動態と先天性血小板機能異常症の関係について考察する．

③後天的に血小板凝集能が異常となる疾患をまとめる．

文献：
1) これだけはやってはいけない臨床検査禁忌・注意マニュアル. Medical Technology, **29** (13)：1493〜1496, 2001.
2) 最新臨床検査機器のすべて. Medical Technology, **34** (13)：1431〜1439, 2006.
3) 松野一彦：血小板検査ハンドブック. ベックマン・コールター, 2004.

（山田輝雄）

# VII

# フローサイトメトリ

## VII フローサイトメトリ

# 1 フローサイトメトリ

### 事前準備

蛍光顕微鏡の原理を調べておく．

### 実習目標

フローサイトメトリの原理と応用について説明できるようになる．

### 検討課題

フローサイトメトリでは分析対象の細胞集団を囲い込む操作（ゲイティング）が必要であるが，この操作は最も重要である．ゲイティングに際し，いろいろな細胞集団を対象に解析し，結果が変わること，および結果の信頼性について検討してみる．

**目的**

フローサイトメトリ（flow cytometry；FCM）を用いた免疫学的抗原解析は，免疫学検査だけでなく血液検査でも多大な威力を発揮し，揺るぎない臨床的評価を受けてきた．特に，後天性免疫不全症や自己免疫疾患における診断および臨床経過観察には必須の検査として高い評価を受けている．

FCMとは，フローサイトメータ（flow cytometer）という機器を用いて測光を行い，細胞単位で抗原量や細胞の機能を解析する手法の一つである．フローサイトメータは，特定の細胞集団を選別することが可能であり，選別した細胞集団で種々の蛍光を標識した抗体と反応した蛍光量を分析，解析する装置である．

一方，種々の研究に応用されているFCMは，モノクローナル抗体の開発なくしてはここまで発展しなかった．その発展は，特にヒト造血前駆細胞に対する特異性の高いモノクローナル抗体の開発が積極的に行われ，両者が両輪となってうまくかみ合い，造血器腫瘍診断に大いに貢献し，確固たる評価を受けるようになったことにある．

応用範囲の広いFCMではあるが，フローサイトメータを用いた学内実習は経験することは少ないと思う．しかし，臨地実習では目に触れる機会や実際に実習を行うことがあるかもしれないので，フローサイト

メータの原理・構造，およびフローサイトメトリについてよく理解しておくことが重要である．

**原理**　フローサイトメータを単純に理解するためにひとことでたとえるならば，"検出感度の高い蛍光顕微鏡"といえる．すなわち，蛍光物質を検出する手段の一つとして蛍光顕微鏡があるが，フローサイトメータはこの蛍光顕微鏡の数十倍の感度で蛍光物質を検出でき，しかも1秒間に3,000個以上の細胞を分析できる装置と考えればよい．

フローサイトメータは，細胞などの粒子1個1個を単独にラミナーフローと呼ばれる流路系に流し，その個々の細胞に的確にレーザ光を照射し，レーザ光がヒットした細胞から発せられる散乱光や蛍光強度を細胞単位で測定する装置である．また，測定した光をパルス変換し，さらにヒストグラムデータに変換表示するなど，シグナルの強さを数値データ化できる装置である．基本的な機器の構造として，散乱光の強さは細胞の大きさや内部構造を，蛍光の強さは蛍光染色された物質の量のそれぞれをアナログデータとして取り込み，それをデジタルデータに変換し表示するものである．

■ フローサイトメータの構造

フローサイトメータには大きく流路系，光学系，情報（データ）処理系がある．それぞれについて簡単に説明する．**図Ⅶ-1**にフローサイトメータの概略図を示す．

①流路系

細胞から適切な散乱光を得るためには，フローセルの先端（励起光照

図Ⅶ-1　フローサイトメータの概略図

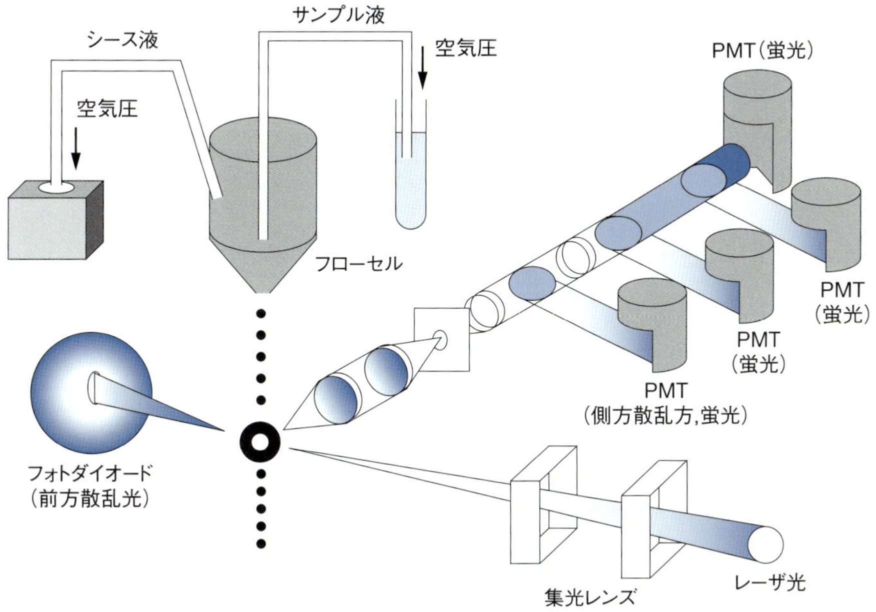

図Ⅶ-2　フローセル内のサンプルの流れ
　　　　a：サンプル液を低速で流した場合
　　　　b：サンプル液を高速で流した場合

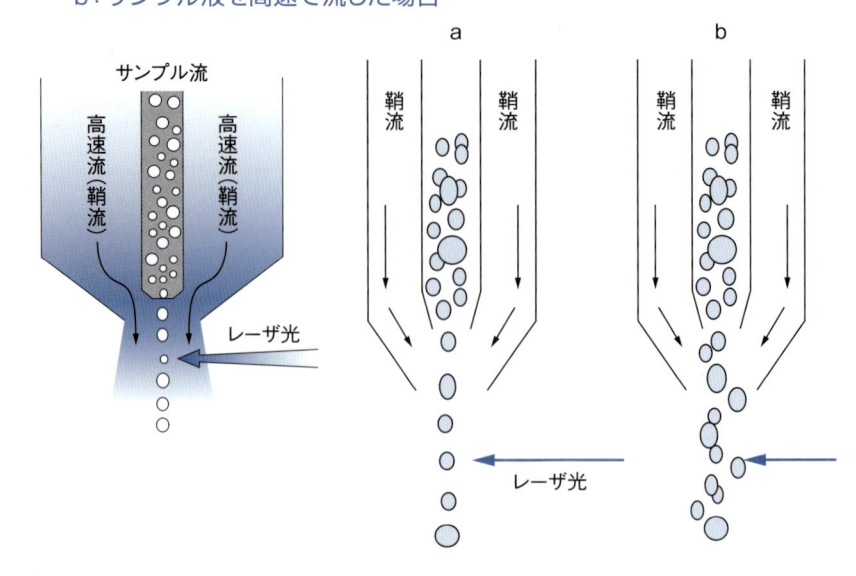

射部位付近）から細胞を1個ずつ遊離した状態にして順番に流すことが重要である．

**図Ⅶ-2**にフローセルの様子を示した．フローセルの中は細い流路となっており，サンプル液を同筒状に包むシース液を高速で流し，サンプル液をゆっくり流すことによりフローセル中でラミナーフロー（鞘流）が形成される．ラミナーフローの中では，**図Ⅶ-2-a**に示すように細胞が1列に並び，しかも等速で流れるようになっている．したがって，シース液圧が一定のときサンプル液を高速で流す（サンプルを押し出す圧を高くする）と，**図Ⅶ-2-b**に示すように流域幅が広くなり，ラミナーフロー中の細胞は複数個同時に流れるようになるため分析は不正確になる．

### ②光学系

蛍光色素は光のエネルギーを吸収して励起され，元に戻るときに蛍光を発する．発した蛍光の色は色素によって決まっている．光のエネルギーを励起光といい，フローサイトメータでは一般的にレーザ（LASER；light amplification by stimulated emission of radiation）光が使用されている．最も一般的なレーザは励起波長488nmのアルゴンレーザである．

### ③情報（データ）処理系

フローサイトメータはコンピュータと連動するように設計され，コンピュータには種々の分析・解析用ソフトが準備されている．フローサイトメータからは試料1個1個の測光が行われ，電気信号として出力される．コンピュータはこれらの信号を受け取り，分析・解析が可能となる．また，コンピュータからはフローサイトメータの種々の機器調整が行えるようになっている．

図Ⅶ-3　散乱光の経路

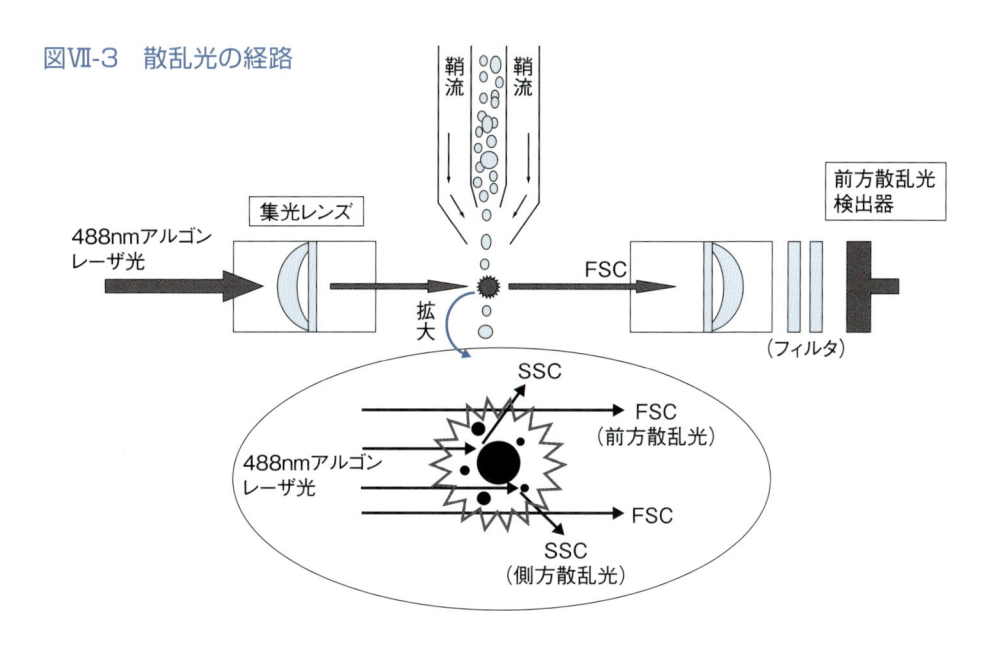

図Ⅶ-4　健常者末梢血のサイトグラム

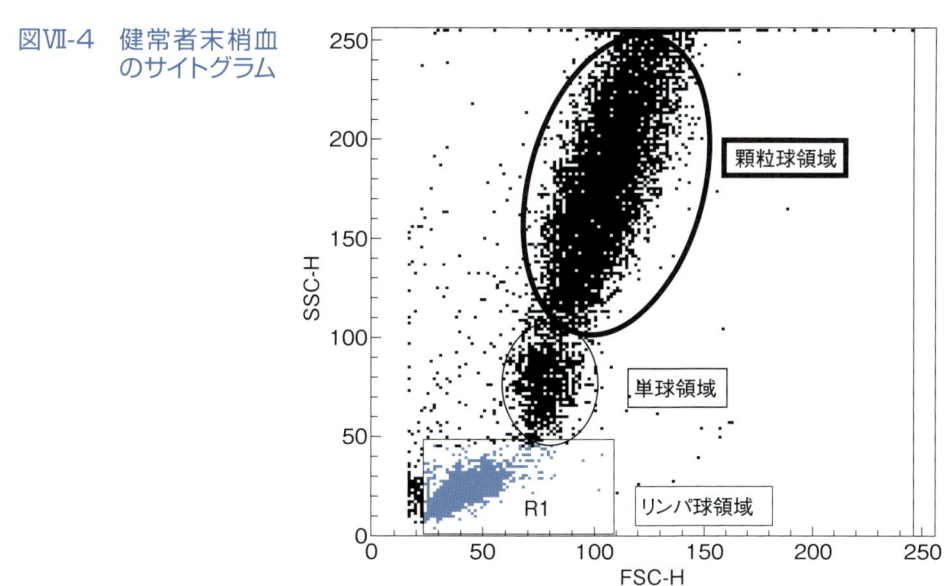

### ④データ表示

励起光照射部位で発光された光は光検出器で受光され，電気信号に変換され，細胞情報としてコンピュータに取り込まれる．レーザ光にヒットされた細胞からは相当数の情報が得られる．その情報は蛍光色素の付着の有無にかかわらず得られる．複数種の蛍光色素が付着すればするほど多くの情報が得られ，1つの情報が1パラメーターとして表現される．取り込まれた細胞情報は種々の方式で展開表示することができる．ここでは健常人末梢血のCD3（汎T細胞）とCD19（汎B細胞）の分析例をあげながら解説する．

#### a. サイトグラム（2パラメーター表示）

**図Ⅶ-3**に，ノズルから出た細胞にレーザ光を照射し細胞にヒットしたときの散乱光を示した．楕円内はその拡大図である．細胞を直進した光を前方散乱（forward scatter channel；FSC）と呼び，細胞の大きさ

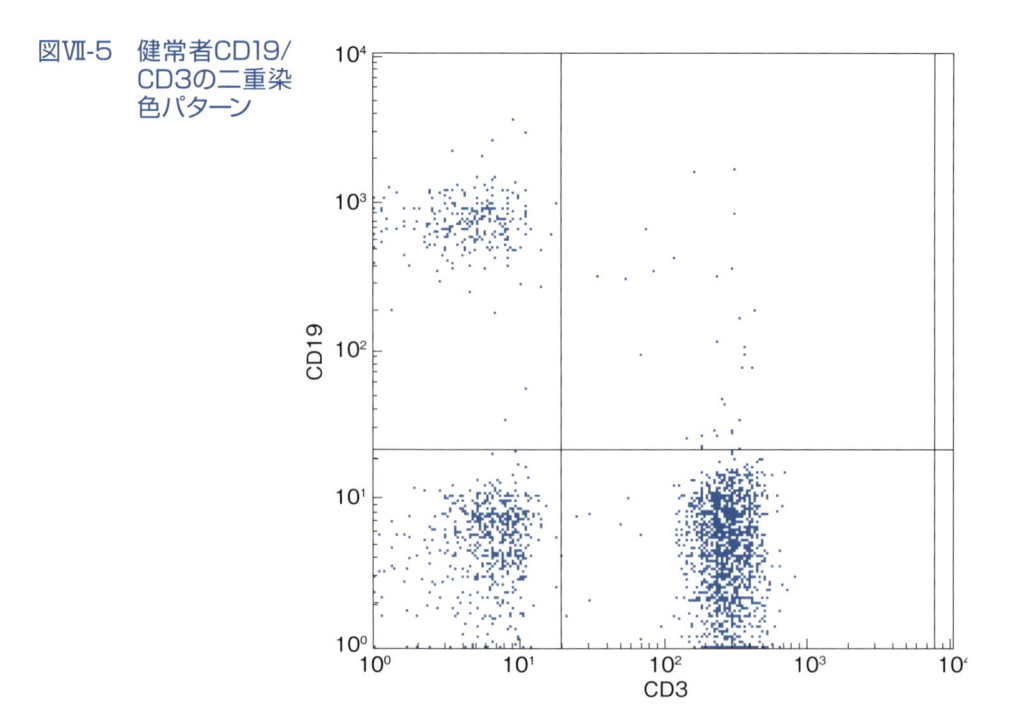

図Ⅶ-5　健常者CD19/CD3の二重染色パターン

図Ⅶ-6　CD3のヒストグラムパターン

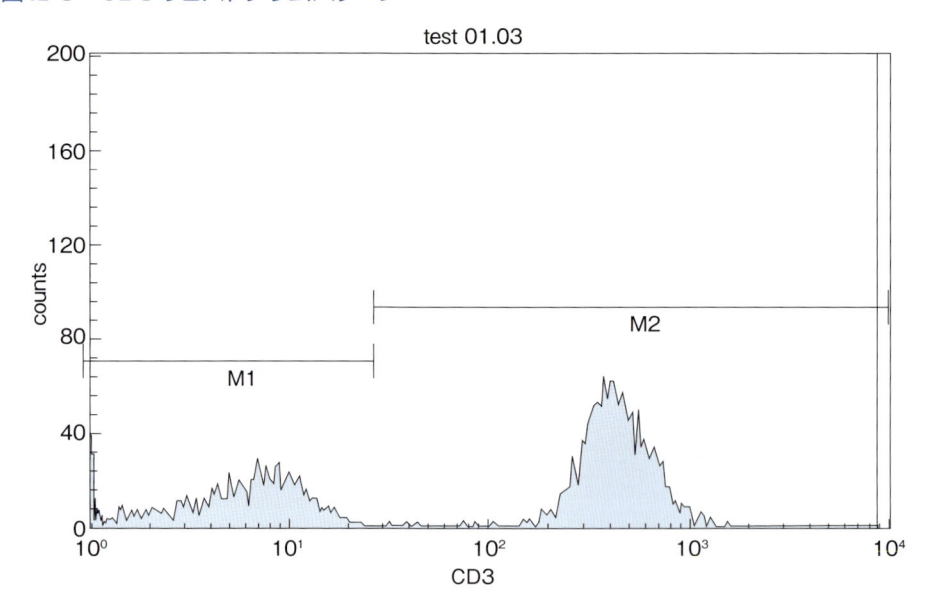

を示すパラメーターとなる．また，細胞の核や顆粒にヒットしたレーザ光は細胞の90度方向へ散乱するため側方散乱（side scatter channel；SSC）と呼び，細胞の内部構造を示すパラメーターとなる．X軸にFSCを選択，Y軸にSSCを選択し2パラメーターで展開すると，**図Ⅶ-4**のように表示される．これをサイトグラムといい，この表示法は細胞表面抗原検索で目標とする細胞集団を決定するのに必要である．全血では図に示すように顆粒球，単球，リンパ球のそれぞれの集団が表示される．また，リンパ球集団をゲイティング（後述）し，他の2パラメーター表示の方法として，X軸にFITC標識陽性細胞（ここではCD3）を，Y軸にPE標識陽性細胞（ここではCD19）をとると，**図Ⅶ-5**に示すようなグラフが表示される．このグラフをスキャッタグラムと呼ぶ．フローサイ

トメータにはこれを算出する機能が搭載されており，このスキャッタグラムからはCD3；73％，CD19；14％が表示されてくる．

#### b．ゲイティング

前述したように全血でサイトグラムを表示すると，顆粒球，単球，リンパ球のそれぞれの集団がみられる．リンパ球について分析する場合，リンパ球部分を取り出す必要がある．すなわちサイトグラムの中に一定の領域を設け，指定した範囲のみの細胞集団についてデータを取得することをゲイティングという．ゲイティングは塗抹標本を参考にすることが重要である．ゲイティングの如何により，全く意味のない分析にならないばかりか，誤った診断が下されかねないので，最も注意したい項目の一つである．

**方法**

FCMを応用した表面マーカー測定についての文献および成書は多数あるが，日本ではまだ表面マーカーに関する標準法は見当らない．現在，日本臨床検査標準協議会（Japanese Committee for Clinical Laboratory Standards；JCCLS）のFCMワーキンググループで「フローサイトメトリーによる末梢血リンパ球表面抗原検査に関するガイドライン（JCCLS H1-A, V-1.0）」1）および「フローサイトメトリーによる造血器腫瘍細胞表面抗原検査に関するガイドライン（JCCLS H2-P, V-1.0）」2）の標準化の検討が進められている．筆者らも日常検査の基本的部分では上記ガイドラインに準じている．以下にガイドラインの染色手技を示す．

■ 準備

＜器具＞

①FCM分析用サンプルチューブ

②マイクロピペット

③3ml容量の分注器

④冷却遠心器

＜試薬＞

①分析用モノクローナル抗体（CD45；PerCP, CD3；PE, CD19；FITC）

②溶血剤（ライジングソリューション：ベクトン・ディッキンソン社）

③リン酸緩衝生理水（PBS）（phosphate buffered saline；PBS（－））

＜機器＞

①フローサイトメータ

■ 細胞数の調整

分析用に染色する細胞数は3,000/μl～10,000/μlに調整する．したがって，末梢血は通常，希釈しなくても染色可能である．骨髄血は細胞数が多いため上記濃度に調整する．また，骨髄血には骨片（particle）が存在するため，ナイロンメッシュ86μmで濾過して試料としている．

〈PBS（－）作製〉
NaCl　　　　　　80g
KCl　　　　　　　2g
$Na_2HPO_4・12H_2O$　29g
$KH_2PO_4$　　　2g
　（pH7.4に調整）

### ■ 染色手技（蛍光抗体直接法）

① 試料100μlに抗体20μlを加え，15分間反応．
② 溶血剤2mlを加え，10分間静置．
③ 400g，5分間遠心．
④ 上清を吸引除去し，攪拌後，PBS 3mlを加え，さらに攪拌．
⑤ 400g，5分間遠心．
⑥ 上清を吸引除去し，0.5ml残す．
⑦ 静かに攪拌後，フローサイトメータで分析．

**解析** 解析については，使用するフローサイトメータにより搭載されているソフトの仕様が異なるのでここでは解説しない．それぞれの機種の使用説明書に従って分析，解析する．

（東　克巳）

# VIII 学内実習モデル

# VIII 学内実習モデル

## 1 学内実習標準モデル

学内実習で行う実習計画モデルとして標準的なものを示す.

カリキュラムの大綱化により,血液実習の単位数は,臨床検査技師養成施設の考えにおいて独自の設定がなされている.そこで標準モデルとしては,学内において臨地実習につなげるための最低限の実習を示した.特に煩雑な手技を必要とするもの(時間内には終了しないような実習)や現場では行われていないような項目については削除した.しかし血液検査学を学ぶうえで,基礎の手技となっている項目については記載した.

### 標準モデル策定に関する基準

①履修単位:2単位90時間とする.
②授業時間:授業1時限を45分とし,1回(1項目)の実習授業時間を4時限とする.
③実習内容:検体採取,試薬調製,操作法,検討などを時間内に達成できるように調整する.
④実習人数:40人の設定とする.
⑤アドバンスコース:単位数を多く設定している施設の場合は,標準モデルのほかにアドバンスモデルの項目を実習に取り入れることが望ましい.

### 「血液検査学」実習の標準モデル

表VIII-1に示すとおりである.

## 表VIII-1 「血液検査学」学内実習の標準モデル

| | 区分 | | 回数 | 実習内容 |
|---|---|---|---|---|
| 1 | 検体の採取と保存 | 採血法 | 1 | 採血，抗凝固剤の使用法，検体の処理と保存法 |
| 2 | 血球に関する検査 | 血球数算定 | 2 | 赤血球数，白血球数 |
| | | | 3 | 血小板数，網赤血球数 |
| | | 貧血の検査 赤血球沈降速度 | 4 | ヘモグロビン濃度，ヘマトクリット値 |
| | | 溶血の検査 | 5 | 赤血球浸透圧抵抗試験，砂糖水試験*，Ham試験* |
| 3 | 形態に関する検査 | 末梢血標本 | 6, 7 | 末梢血標本の作製，普通染色，特殊染色 |
| | | | 8, 9 | 末梢血液像の観察 |
| | | 骨髄標本 | 10 | 骨髄標本の作製* |
| | | | 11, 12 | 骨髄像の観察 |
| 4 | 血小板・凝固・線溶検査 | 血小板の検査 | 13 | 出血時間 |
| | | | 14 | 血小板機能検査* |
| | | 凝固検査 | 15 | カルシウム再加時間，プロトロンビン時間，活性化部分トロンボプラスチン時間 |
| | | | 16 | トロンビン時間，フィブリノゲン量，トロンボテスト |
| | | 線溶検査 | 17 | プラスミノゲン，FDP |
| | | 凝固・線溶阻止検査 | 18 | アンチトロンビン，プロテインC*，プロテインS*，抗VIII因子抗体*，ループスアンチコアグラント*，プラスミンインヒビター*，プラスミノゲンアクチベータインヒビター* |
| 5 | 血管の検査 | | | 毛細血管抵抗検査 |
| 6 | 自動血液検査装置* | 自動血液検査装置 | 19 | 血球計数装置，血球分類装置，血液凝固測定装置，血小板凝集測定装置 |
| 7 | フローサイトメトリ* | | 20 | |

*印はアドバンス実習
（このモデルは標準的なものを示すものであり，施設によって単位数（時間数）が異なるため独自に再設定していただきたい）

（三村邦裕）

# IX
## 臨地実習へ望むもの

# 1 臨地実習の心構え

IX 臨地実習へ望むもの

血液検査学における臨地実習に対する心構えは，他の実習と同様であり特別に注意すべきものはないが，学内実習で行うには困難な次の項目について重点を置いて実習を行ってほしい．

### ■ 患者検体を用いた実習
① 採血法の見学
② 検体の処理方法
③ 末梢血標本観察の実際（疾患との関連）
④ 骨髄穿刺の実際の見学
⑤ 骨髄標本の作製
⑥ 骨髄標本観察の実際（疾患との関連）

### ■ 自動血液分析機による実習
① 血球計数装置
② 血球分類装置
③ 血液凝固測定装置
④ 血小板凝集測定装置
⑤ フローサイトメータ

## 2 血液検査における臨地実習の一般目標と実習モデル

### 一般目標

①臨床検査の現場に身を置き,臨床検査技師として不可欠な血液検査についての基本的な実践技術を習得する.技術的な習熟には長い年月がかかるが,臨床検査技師として第一歩を踏み出すに足る技術を身につける.＜技能＞

②血液検査学に対する知識を身につける.特に疾患との関連・意義について習得する.また,血液検査で得られた情報の精度管理や血液検査室の運営管理,安全管理などについても学ぶ.＜認知＞

③病院の中における臨床検査技師の役割と責任を学び,チーム医療の一員としての自覚を学ぶ.また,臨床検査部門における血液検査室の位置づけと患者様を目の当たりにすることで,医療人として社会に貢献する重要性を習得する.＜情意＞

### 「血液検査学」臨地実習の標準モデル

表Ⅸ-1に示すとおりである.

表IX-1 「血液検査学」臨地標準実習モデル

| | 区分 | | 実習内容 |
|---|---|---|---|
| 1 | 検体の採取と保存 | 採血法 | 採血見学，検体の処理と保存法 |
| 2 | 血球に関する検査 | 自動血球計数器 | 赤血球数，白血球数，血小板数，網赤血球数，ヘモグロビン濃度，ヘマトクリット値 |
| | | 赤血球沈降速度<br>溶血の検査 | 赤血球浸透圧抵抗試験，砂糖水試験，Ham試験 |
| 3 | 形態に関する検査 | 末梢血標本<br>血球分類装置<br>骨髄標本 | 末梢血標本の作製，普通染色，特殊染色<br>末梢血液像の観察<br>骨髄穿刺の見学<br>骨髄標本の作製<br>骨髄像の観察 |
| 4 | 血小板・凝固・線溶検査 | 血小板の検査<br>血小板凝集測定装置<br>凝固検査<br>血液凝固測定装置<br>線溶検査<br>凝固・線溶阻止検査 | 出血時間<br>血小板機能検査（粘着・凝集・放出）<br><br>プロトロンビン時間，活性化部分トロンボプラスチン時間<br>フィブリノゲン量，複合凝固因子の検査<br>プラスミノゲン，FDP<br>アンチトロンビン，プロテインC，プロテインS，抗第VIII因子抗体<br>ループスアンチコアグラント，プラスミンインヒビター<br>プラスミノゲンアクチベータインヒビター |
| 5 | 血管の検査 | | 毛細血管抵抗検査 |
| 6 | フローサイトメトリ | | |
| 7 | 染色体検査 | | |

染色体検査は，部門によって血液検査に含まれない場合がある

(三村邦裕)

【編者所属】
三村 邦裕
　　千葉科学大学大学院危機管理学研究科

【著者所属】
三村 邦裕
　　上記
勝田 逸郎
　　元　藤田医科大学医療科学部教授
　　藤田医科大学医学部血液内科研究員
　　高槻赤十字病院　病院顧問
佐藤 忠
　　札幌医学技術福祉歯科専門学校臨床検査技師科
近藤 弘
　　関西医療大学保健医療学部臨床検査学科
天野 陽子
　　大東文化大学スポーツ・健康科学部
髙岡 榮二
　　高知学園大学健康科学部臨床検査学科
眞鍋 紀子
　　香川県立保健医療大学保健医療学部臨床検査学科
東 克巳
　　元　杏林大学教授（保健学部臨床検査技術学科，医学部臨床検査医学講座兼担）
　　元　杏林大学大学院教授（保健学研究科臨床検査・生命科学分野）
小河原 はつ江
　　群馬パース大学医療技術学部検査技術学科
　　群馬パース大学大学院保健科学研究科
高宮 脩
　　信州大学名誉教授
　　長浜バイオ大学名誉教授
相原 隆文
　　美萩野臨床医学専門学校
小山 高敏
　　東京医科歯科大学医学部臨床教授（血液内科）
山田 輝雄
　　LSIメディエンス学術顧問

---

臨床検査学実習書シリーズ
血液検査学　実習書　　ISBN978-4-263-22322-2
2009年3月25日　第1版第1刷発行
2023年1月10日　第1版第7刷発行

　　　　監　修　一般社団法人
　　　　　　　　日本臨床検査学教育協議会
　　　　編　者　三村　邦裕
　　　　発行者　白石　泰夫
　　　　発行所　医歯薬出版株式会社
〒113-8612　東京都文京区本駒込1-7-10
　　　TEL（03）5395-7620（編集）・7616（販売）
　　　FAX（03）5395-7603（編集）・8563（販売）
　　　　　　　　https://www.ishiyaku.co.jp/
　　　　　　　　郵便振替番号　00190-5-13816

乱丁，落丁の際はお取り替えいたします　印刷・三報社印刷／製本・明光社
© Ishiyaku Publishers, Inc., 2009. Printed in Japan

本書の複製権・翻訳権・翻案権・上映権・譲渡権・貸与権・公衆送信権（送信可能化権を含む）・口述権は，医歯薬出版(株)が保有します．
本書を無断で複製する行為（コピー，スキャン，デジタルデータ化など）は，「私的使用のための複製」などの著作権法上の限られた例外を除き禁じられています．また私的使用に該当する場合であっても，請負業者等の第三者に依頼し上記の行為を行うことは違法となります．

JCOPY ＜出版者著作権管理機構　委託出版物＞
本書をコピーやスキャン等により複製される場合は，そのつど事前に出版者著作権管理機構（電話03-5244-5088，FAX 03-5244-5089，e-mail：info@jcopy.or.jp）の許諾を得てください．